ブースト ブレス

20秒で
体温も血流も上がる
スゴい呼吸法

体温管理士®
朝日奈杏［著］

医師／医学博士
柳澤綾子［監修］

Gakken

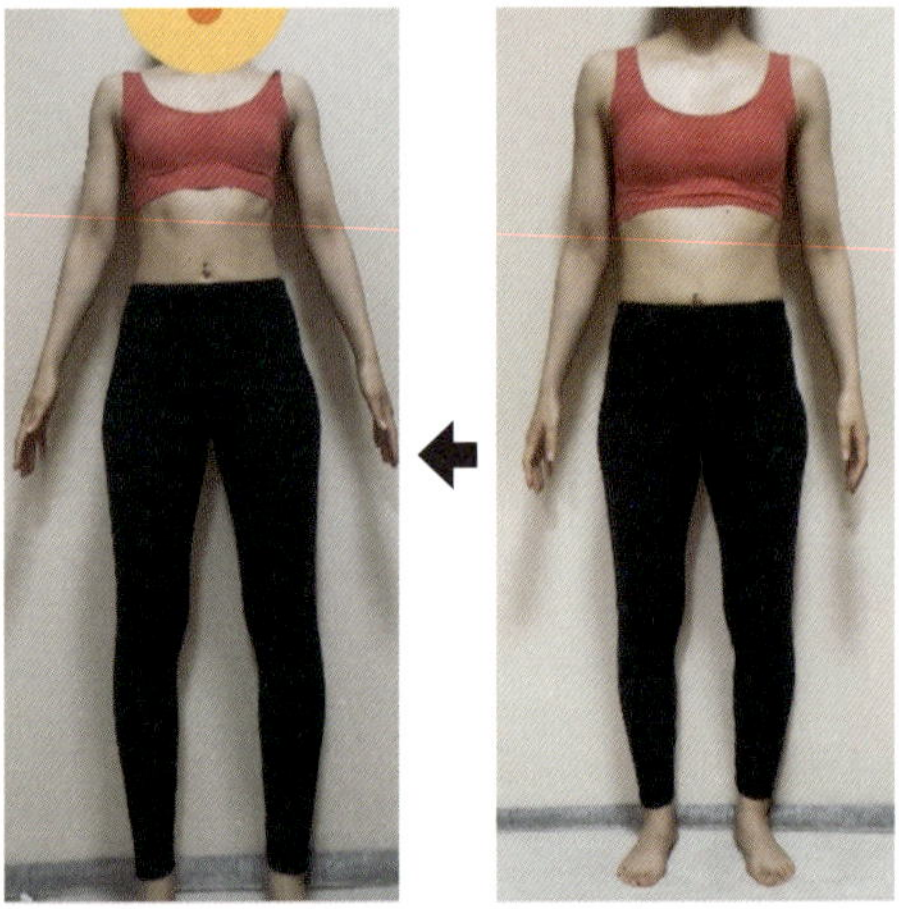

After　Before

2週間でウエストが5㎝減

迫 さわこさん（32歳）

2週間、ブーストブレスを実施しただけで、体重が52kg台から51kg台になり約1kg減量しました。体重はさほど変わっていませんが、ウエストが5㎝も引き締まって腹筋の筋がうっすらと浮かぶようになったことに喜びを感じています。

ブーストブレス 実践者の声

見た目の変化に驚き！

林 さやかさん（40歳）

やせにくくなる40代に突入しお腹周りが気になるお年頃。ブーストブレスと出会い、始めてみたら2週間で体重が51kgから50kgになり、1kg落ちて即効性に驚き。ウエストは3.6㎝減。外見が変わって自信が持てるようになりました。

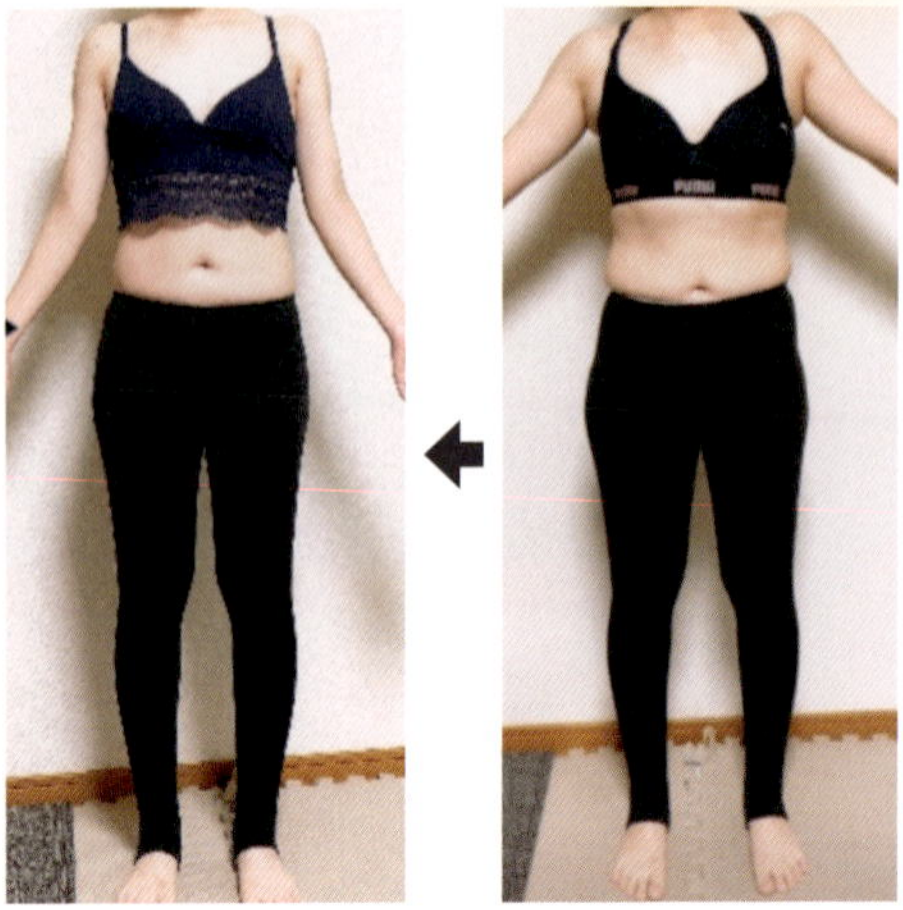

After　Before

1年間実施して14kg減のダイエットに成功！

鈴木美結さん（57歳）

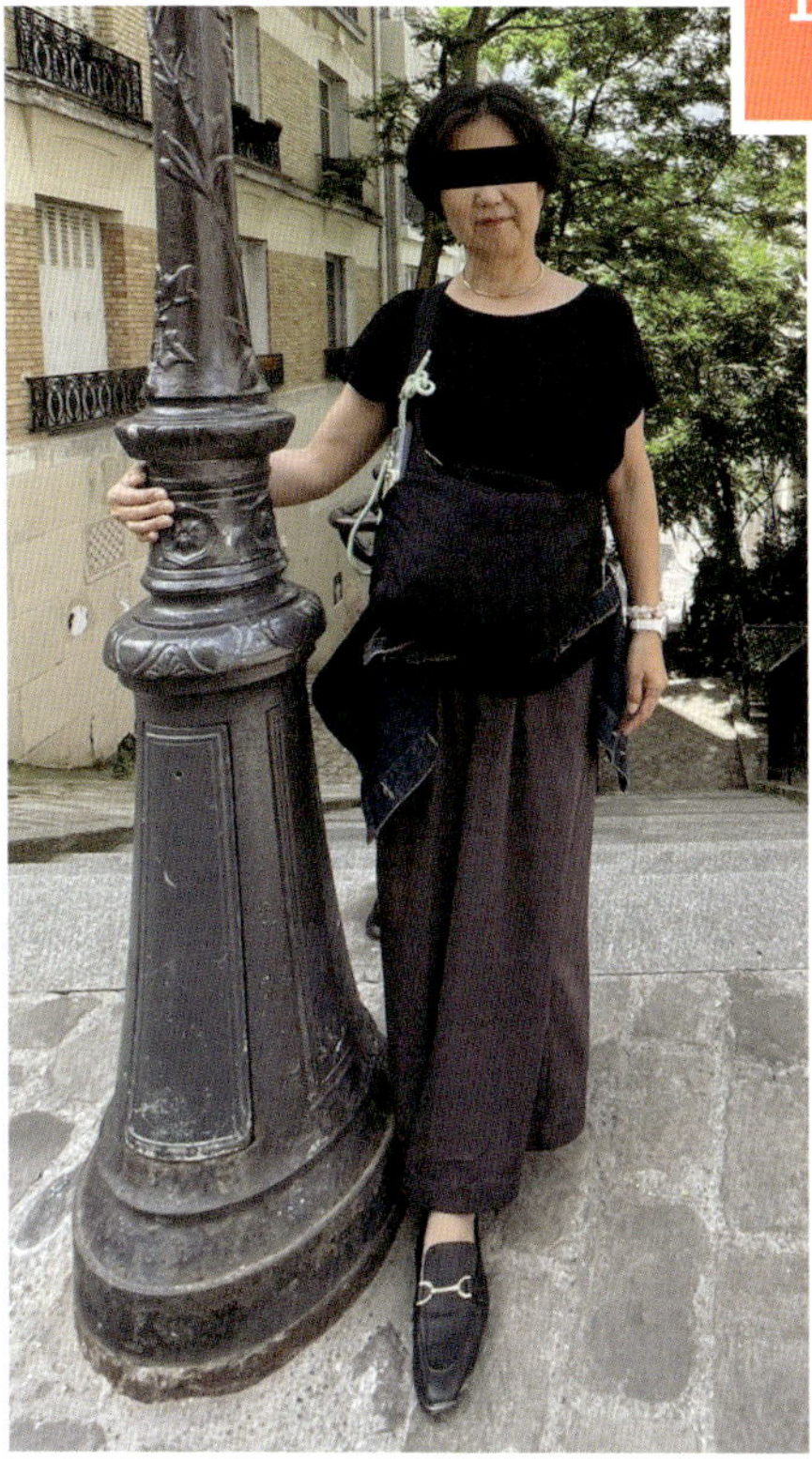

After

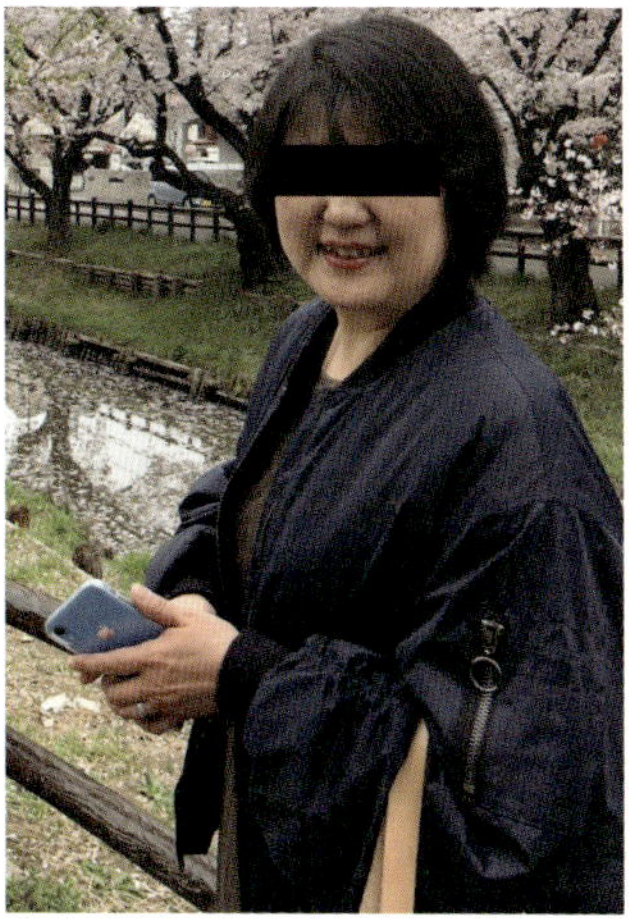

Before

＼ しかも！ ／

手術一歩手前だった膀胱《ぼうこう》脱が完治！

産婦人科検診で膀胱脱《ぼうこうだつ》が発覚。歩行時に股の辺りに何かが当たっているという違和感から不安になる毎日でした。そこで夜はウオーキングしながらブーストブレスをくり返すと、膀胱が元の位置に戻り、手術が必要と言われていたにもかかわらず、症状が改善しました。

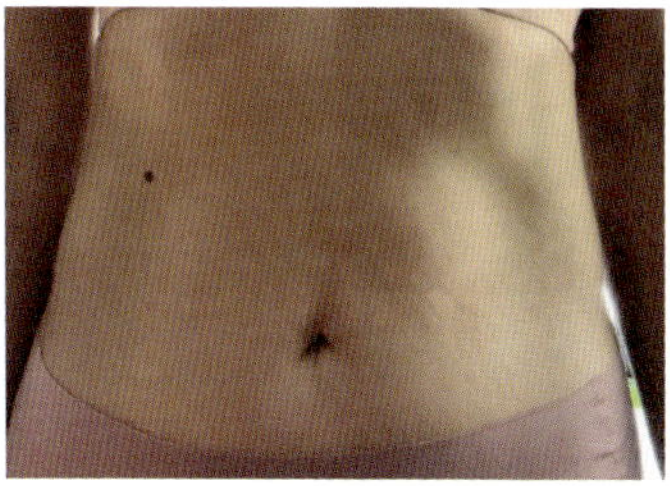

余分なお肉が取れてスッキリ！
おしゃれな服が似合うように

ブーストブレスを
7日間
試してもらいました！

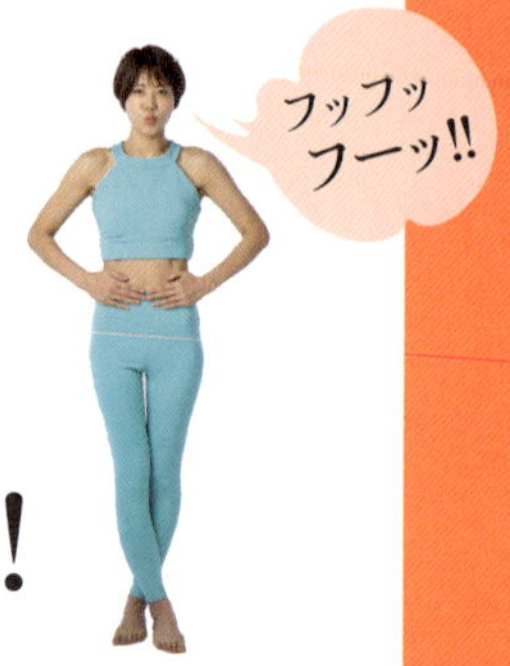

ポッコリお腹が凹んできた

2日目にして腹筋が筋肉痛に。習慣化が難しいと思うタイプですが、デスクワーク中もできるのでやりやすかったです。ウエストが細くなるのでモチベーションが上がります。

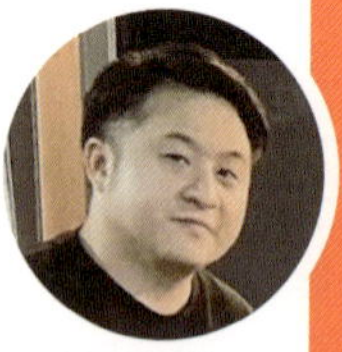

大西 択弥さん
(32歳)

	1日目	最終日	
起床時の体温	36.5	37.0	0.5 UP
夕食後の体温	36.7	36.8	0.1 UP
体験時の最高体温		37.4(3日目)	
ウエスト	114.5	109	-5.5 cm

ウオーキングの後のように身体がポカポカする

かなりの寒がりで末端冷え性が悩みでした。3日目から変化に気づき始め、手足がジンジンして痒《かゆ》くなるほどポカポカに！ 7日目には朝やると午後まで温かさを感じました。

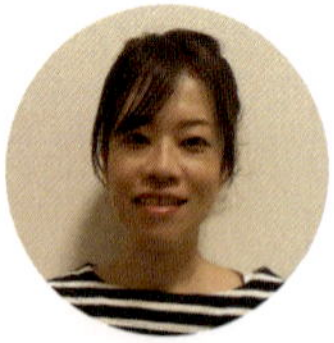

みやさか ななさん
(45歳)

	1日目	最終日	
起床時の体温	36.2	36.5	0.3 UP
朝食後の体温	36.6	36.7	
夕食後の体温	36.4	36.8	0.4 UP
体験時の最高体温		37.1(6日目)	
ウエスト	76.5	72.3	-4.2 cm

いつも三日坊主の私が初めて続けられた!

仕事は6時間立ちっぱなしなので、帰宅後はいつも脚がパンパン。時々右脚が痺れる感覚があり整形外科で診てもらったら、脚のむくみがひどいと言われ、血液の循環がよくなるお薬を処方されました。

ブーストブレスを試したところ、いつも三日坊主の私が、まず1週間続けられました!出勤前にブーストブレスと効果を高める体操をやりました。座っているときや料理中の待ち時間など、キッチンで「ながら」ブーストブレスも心がけました。

ある日、いつもより帰宅後の脚が軽い!朝のブーストブレス習慣で体温もしっかり上がり、「今日は楽しみながら仕事頑張ろっ」て思えた自分に驚きました。身体の変化だけでなく心にも変化が起きるなんて思ってもいなかったです!

はら ななこさん
(54歳)

きつかったパンツがスムーズに穿けるようになって、気持ちが前向きに

	1日目	最終日
起床時の体温	35.8	36.7
朝食後の体温	36.4	35.4
夕食後の体温	36.5	36.9
体験時の最高体温		36.9(7日目)
ウエスト		サイズダウン

0.9 UP

0.4 UP

-1cm

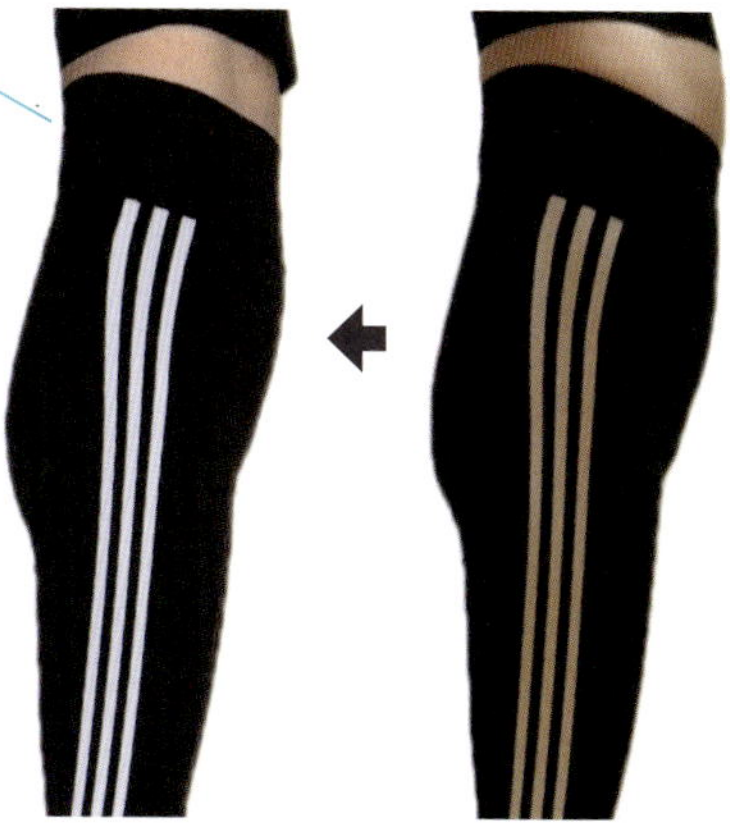

After　Before

66歳の私でもこんなに変われました！

1日目の朝はテレビを観ながら、「ふりふり体操」「ぽんぽん体操」とブーストブレスを2分間実施し、白湯を飲みました。起床時の倦怠感《けんたいかん》が取れて、身体が温まって軽くなりました。目のかすみも取れて視力が上がった感じになりました。

お昼は家からバス停までの往復をブーストウォークで歩き、車内では座ってブーストブレスを実施。夜はテレビを観ながらブーストスクワットをして就寝。普段より寝入りが早く、ぐっすり眠れました。しかも7日間を通して体温が徐々に上がって嬉しいです！

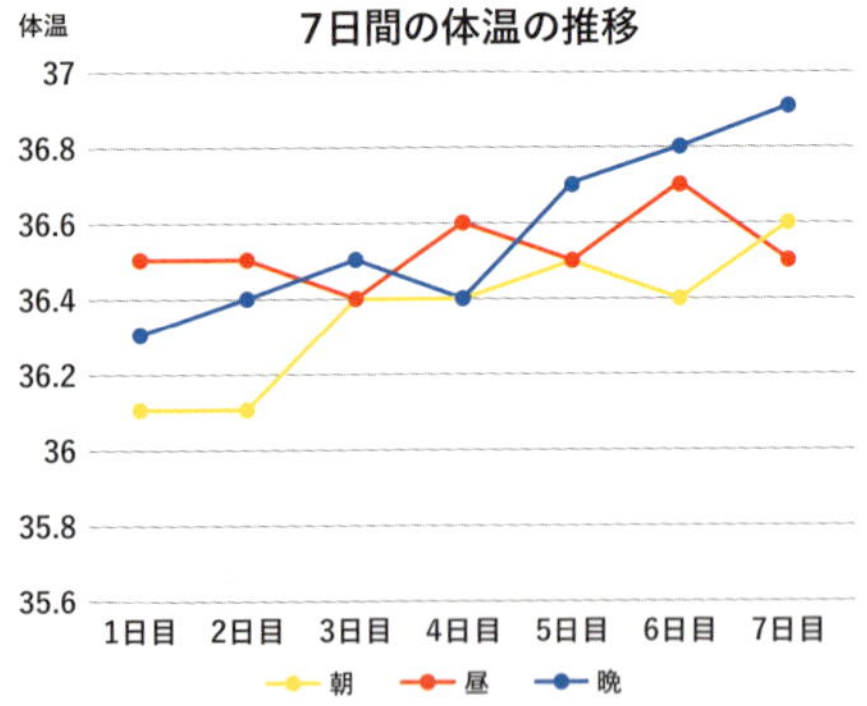

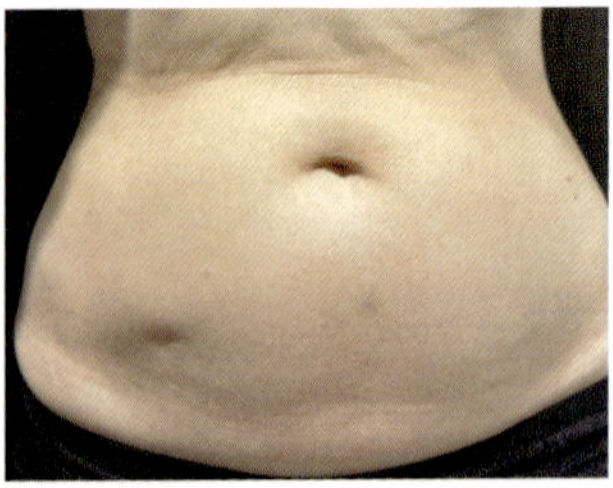

Before

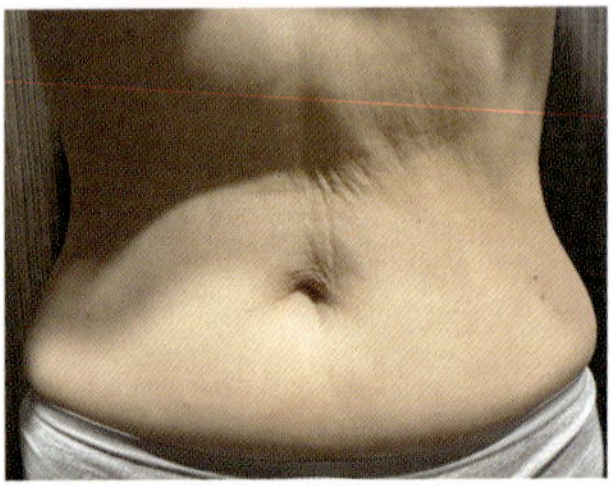

After

川越 恵さん
（66歳）

	1日目	最終日	
起床時の体温	36.2	36.5	0.3 UP
朝食後の体温	36.6	36.7	
夕食後の体温	36.4	36.8	0.4 UP
体験時の最高体温		37.1（6日目）	
ウエスト	76.5	72.3	-4.2 cm

体験者に聞いたアンケート

Q ブーストブレスをやってみて何が起きた？

1. 体温上昇・お腹が温かくなった
2. 気分の上昇・元気になる
3. スッキリ感・お通じ改善

- 維持する気持ち・気分が前向きに！
- 運動した感じになれる
- むくみの改善

Q 体温アップ以外に感じたことは？

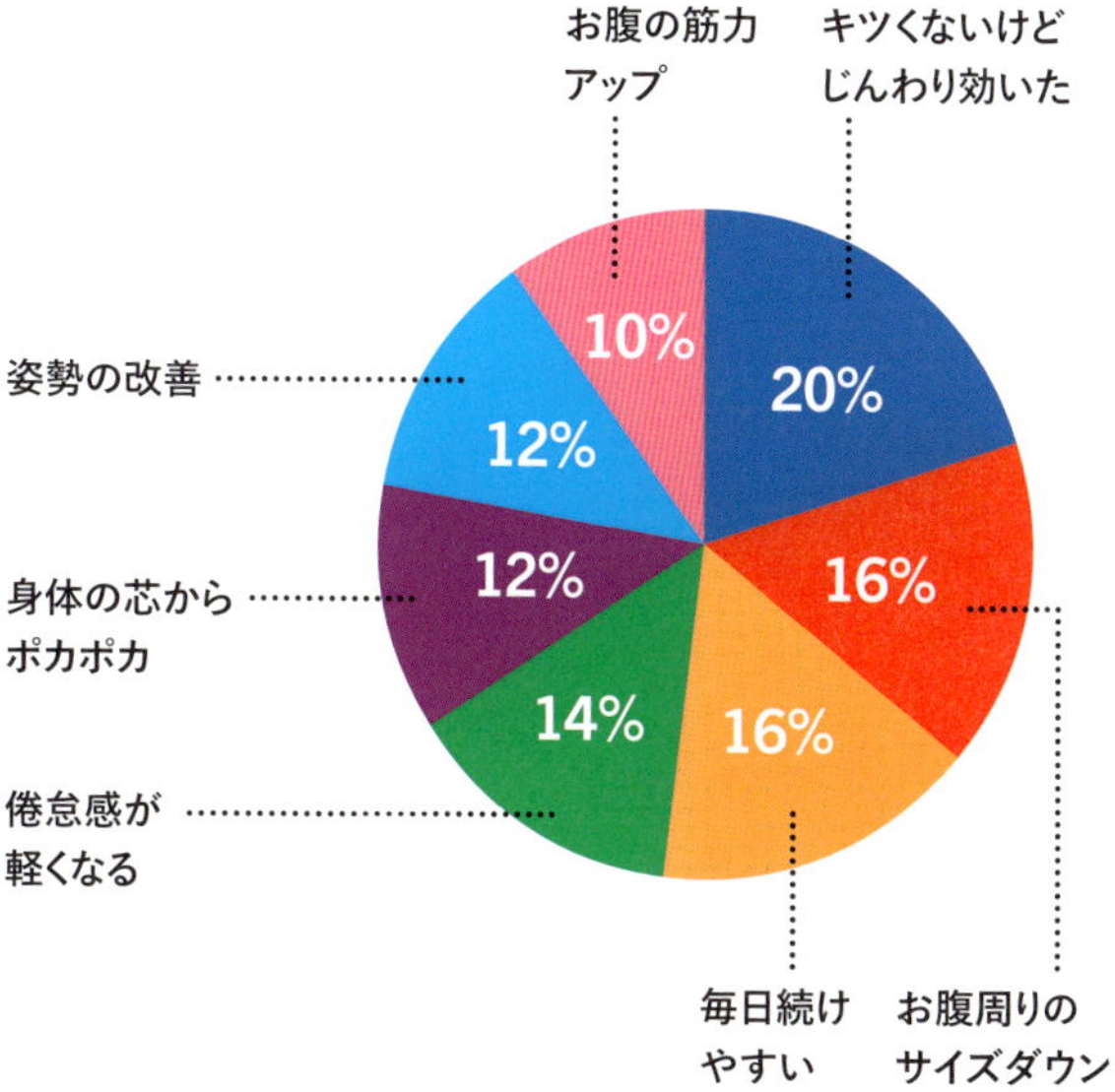

私がエコーを
検証しました!

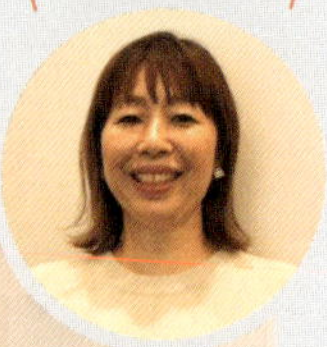

K.和恵さん

ブーストブレスで身体に起きる変化を検証

静脈中の血液は心臓ではなく、筋肉の動きで流れます。下半身の血液は下大静脈に戻ってきます。本検査では、下大静脈がブーストブレスで、強く反応しているのが確認できました。

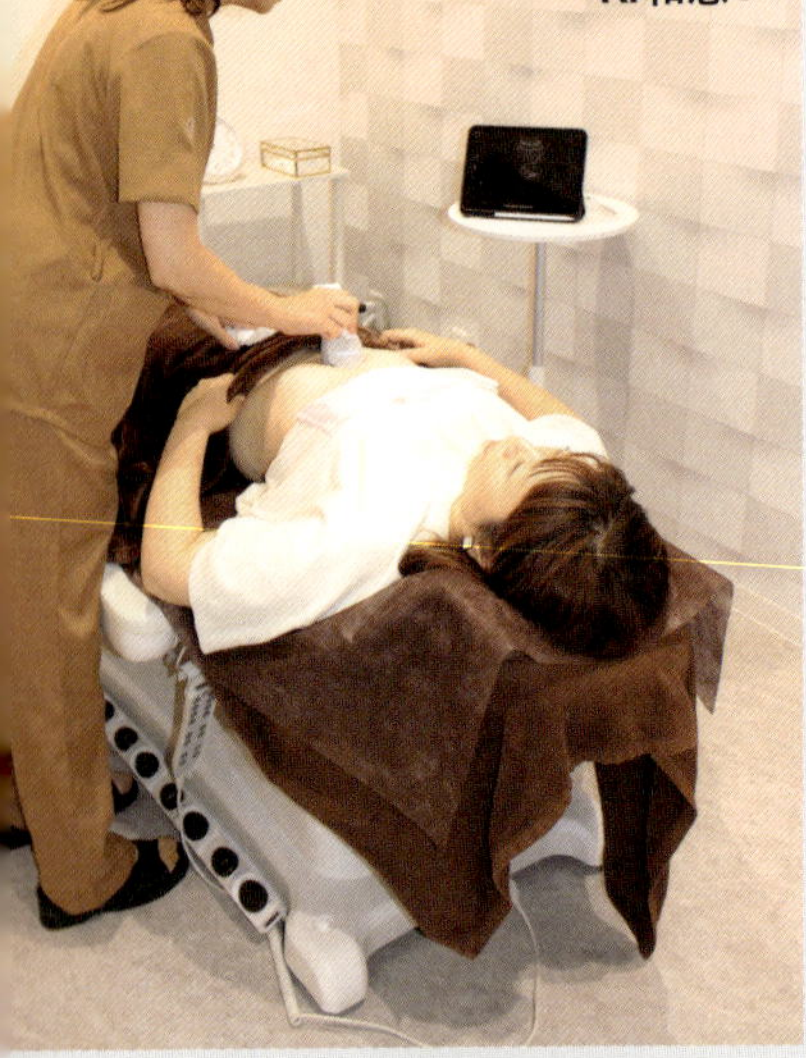

腹部超音波検査で、「寝たままブーストブレス」(76ページ)を2分間した後の心臓、血管、筋肉を検査

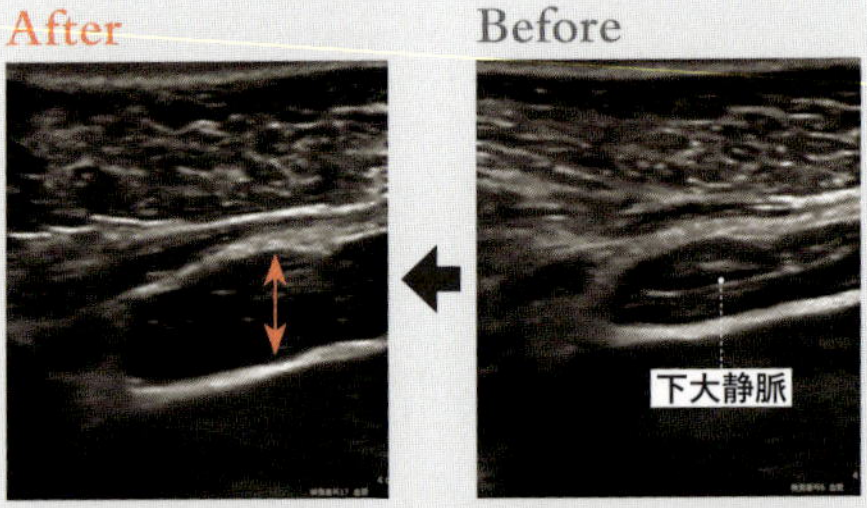

下大静脈の断面図。ブーストブレスで、腹部深層筋肉の動きを確認でき、Afterのほうが下大静脈の断面が広がった

末端冷え性の“ゴースト血管”が巡り始めた!

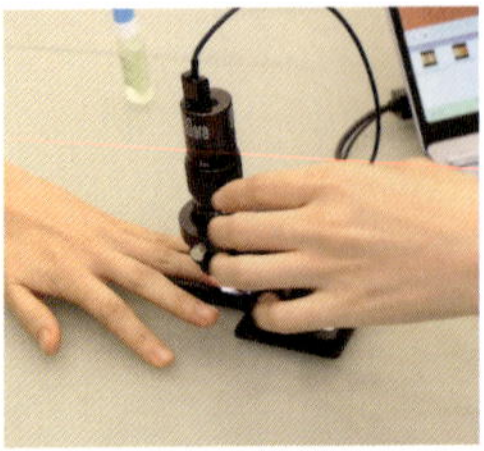

手足が冷たいというモニターの爪の生え際の毛細血管を、スコープでチェック

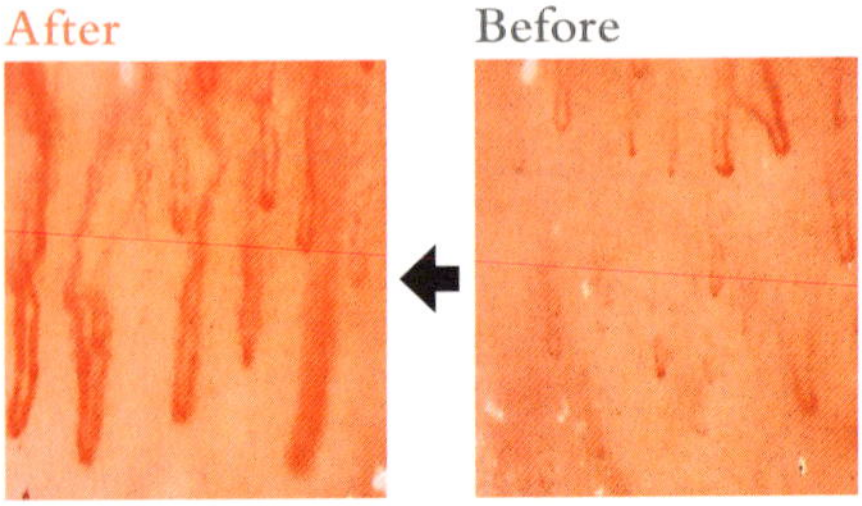

指を固定したまま「座ってブーストブレス」(78ページ)」を4分間行ったら、Beforeでは血流が少なかった血管にも、Afterでは血液が増加した

はじめに

20秒で血流と体温を上げるのは意外に簡単だった

まず、ご自身の体温を測ってみてください。36・5度よりも高いか、低いか、それとも同じくらいか、どのタイプでしょうか。

心も身体も元気で、免疫力が高く、疲れにくい体温は36・5度〜37・0度ぐらいです。

逆に、36・4度以下の方は、運動不足だったり、身体に何か不調を感じているか、大きな悩みやストレスを抱えているのではないでしょうか。

そこで提案したいのが、「ブーストブレス」。「何それ？ 聞いたことないんだけど」とおっしゃる方がほとんどだと思いますが、それも無理はありません。私が考案した呼吸法となります。

ブーストブレスについて詳しいことはこれから追って解説していきますが、**まずはたった20秒でいいので、試していただきたいのです。すぐに血流がよくなりポカポカしてきたり**、身体の芯からジワッと温かくなった人も多いでしょう。

なぜブーストブレスだけで、血流と体温を一気にしかも無理なく上げることができるのか？

私がどのようにしてブーストブレスを完成させたのかの経緯をお伝えすることで、ご説明できればと思います。

私自身、低体温で長年悩み続けました。低かった体温によるさまざまな症状を克服するために、15年間も解剖学や生理学を学び続け、効果の実証を重ねました。

その結果、**運動することなく、身体を動かすこともなく**、わずか20秒から始められるブーストブレスが誕生しました。これは、まったく新しい体温コントロール法です。

血流を上げることが、体温アップにつながることは想像がつくと思いますがその通りです。だとしたら、たくさんの血液が流れる血管に集中的に血流促進をしてあげればいい。発想は割とシンプルなところにありました。

ではどの血管がベストなのか？　それが下大静脈でした。平均で最大直径3㎝もある太い血管です。しかも下大静脈はお腹の位置にあることから、上半身と下半身をつなぐ大事な中継点にもなっています。上半身と下半身にあるたくさんの血液を一気に動かす力がある血管なのです。

さらには下大静脈周辺の筋肉（本書ではブースト筋と呼んでいますが）の動きで体温はいっそうアップします。

まとめると**ブーストブレスという呼吸法によって、下大静脈とその周辺のブースト筋を一気**

に活性化することで、血流と体温が短時間でアップするという理屈になります。

医師・医学博士も太鼓判！50以上もの症状を改善

私が生み出したブーストブレスが、より信頼性の高い情報としてお届けできるように、今回は専門的な知識を持つ医師／医学博士であり、東京大学大学院医学系研究科博士課程修了の柳澤綾子先生に監修していただきました。柳澤先生の確認を通じて、ブーストブレスで血流をよくして体温を上げることが、糖尿病・うつ・便秘・不妊など実に**50以上の症状を遠ざける**のに役立つ可能性があることが分かっています。

私たちの健康は、日常で何気なく行っているさまざまなものに支えられています。食事、運動、休息、入浴、睡眠……、こうしたもののどれか1つでも問題が起これば、その影響は身体全体におよびます。そんな人体の複雑なつながりをまとめ、健康に生きるために必要な恒常性を保つ役割を果たしているものが体温であると、私は考えています。

1851年から世界的に平均的な体温とされてきたのが37・0度でした。しかし、アメリカのスタンフォード大学の研究では平熱が36・5度前後まで下がっていることが明らかとなり、日本でも平均体温が低下傾向にあると分かっています。

でもご安心ください。体温を上げるということは、それほど難しいことではありません。その方法の中でもブーストブレスは、自画自賛になるかもしれませんが、最もうってつけの方法なのです。

日々のちょっとした行動で変わる、身体が健康になる若返りの秘訣を、本書にまとめましたので、必ず実践してみてください。

血流・体温が上がる真の効果を知っていますか？

血流・体温を上げることが大事で、あらゆる健康や症状に関係していることは、本書を手に取った多くの方がすでにご存じかと思います。しかし全員がそうではないでしょうし、具体的にどんな症例に関係があるのかを一部だけ知っているという人も多いのでは？ここで簡単に触れておきましょう。

まずは、老化に伴う衰退。「体力が落ちたと感じる」「身体がダルい」「昔よりやせにくく代謝が落ちた」などなど。これは体温を制すれば、改善が見込めます。**若返り元気を取り戻せる**のです。

そして、実際に私のところに来る人は、こんなことをおっしゃっています。高齢者に限らず、若い方からも喜びの声が届きました。

「お腹がほっそりして、14kgやせた」「病院に通うほどの便秘が改善された」「血圧が下がった」「病院で薬を処方されるほどのむくみが改善された」「倦怠感やめまいなどの更年期の症状が改善された」「膀胱脱が治り、手術しなくてよくなった」「手首が細くなって、腕時計の穴が1つ縮まった」「妊娠できる温かい子宮（腹）に戻り、妊娠できた」……。これでもほんの一例で、人それぞれ、さまざまな変化が起こったという報告が相次いでいます。

身体の調子がよくなったり、自分のコンプレックスが改善されたりすることは、精神面にも関係します。**自己肯定感を上げ、自信が持てることにつながる**のです。

自分に自信が持てると、**人間関係までよくなります。**周りの顔色や評価を気にしなくなり、自分に正直になれて、自分らしい人生を創り出せるようになるのです。

これは、遠いどこかの他人の話ではなく、あなたにも十分に起こりうること。同じようにブーストブレスで人生を変えることができます。

なぜそこまで言い切れるのか。それは、私自身が体温を上げた長年の経験と、ブーストブレスで多くの方の不調、さらには人生までも変えてきた多くの実績があるからです。

「体温や血流がちょっとよくなったくらいで大げさな……」と思われるかもしれませんが、血流・体温を上げるということは「根本から変わってしまう」ということなのです。

風邪やインフルエンザなど、体調を崩したときくらいしか体温を測らない人も多いでしょう。ですから元気なときは、体温なんて意識しないかもしれません。

でも、これまでお伝えした通り、体温は身体の生命活動や健康状態を示すバロメーター。**体温の持つ本当の威力を知らずに過ごしている方が多いのは、本当にもったいないこと**です。

もっと健康になりたいあなたがやるべきことは、血流・体温を上げるためにブーストブレスを実践する。それに集中するだけで、大きな恩恵が見込まれるのです。

0・7度体温が上がり、風邪知らずで屈しないメンタルを獲得

最後に、私自身の話を、もう少しさせてください。先ほども軽く申し上げた通り低体温に悩まされていましたが、体温を37・0度に上げることで、心身の調子がよくなった経験をしました。

若い頃の私の平熱は36・3度でした。この頃の私は身体の不調に悩んでいました。冬は**湯たんぽやカイロで外から温めても身体の芯の部分は冷たいまま**で、とても辛かったのです。**冬だけでなく夏も手足が冷たく**、靴下や厚手の服を着用しても効果がありませんでした。

冷えのせいで血行も悪く、むくみ、クマ、倦怠感が常にあり、不眠や頭痛も発症していました。身体の調子が悪いと気持ちも落ち込みがちになり、やる気も出ないし、外出もおっくうになるし……と、負のループにはまっていました。

そんな私を変えたのは、ある本との出会いでした。2015年にベストセラーとなった『体温を上げると健康になる』（齋藤真嗣／サンマーク出版）を読み、衝撃を受けました。体温を上げることの大切さを知り、体温コントロールに興味を持ちました。

ヨガを学び始めて5年が経った頃でした。「ヨガの呼吸法・ポーズは、なぜ身体にいいのか」という解剖学の視点から専門書を読んでは、勉強と実践を重ねました。すると予想以上にスムーズに、体温を上げることができました。

専門的な知識をさらに身につけるために、2016年に**体温管理士®の資格を取得**して今に至ります。現在は、ヨガ講師を育成する解剖学の指導をするまでになり、体温を上げる身体のメカニズムがさらに腑《ふ》に落ちています。

現在の私の体温は37・0度。**もともとの体温から0・7度上げることに成功**しました。

はじめに

現在41歳で（２０２４年12月の時点で）、２歳の子供を育てながら仕事をしていますが、家事や育児との両立の中で「健康で元気に過ごす」ことの大切さを実感しています。体温が低かった頃はよく風邪をひいていましたが、**体温を上げてから風邪とはすっかり縁遠くなりました。**

さらに驚いたのが心の変化です。**どんなときでも「なんとかなる」と前向きに捉えられるようになりました。**この心の変化にも科学的な理由があることは分かっていたのですが、自分自身が実際に変わって「本当にこんなに変わるんだ！」と驚きました。

体温を高くキープすることで、免疫力を上げ、ストレスなく元気に過ごせている毎日に救われることがたくさんあるのです。若い頃より、40代の今、身体と心が若くなったのを感じます。この理由については本編で詳しく解説します。どうぞ、ご期待ください！

体温管理士®　朝日奈　杏

Contents

Chapter 1

その不調、体温・血流の低下が原因です。

Chapter 2

「ブーストブレス」はここがスゴイ！

Chapter 3

たった20秒で超カンタン！「ブーストブレス」をやってみよう

Chapter 4

体温と血流がいっそうアップ！「ブーストブレス」応用編

Chapter 1

その不調、体温・血流の低下が原因です。

体温も血流も、年を取るとみるみる下がる

生きていれば、毎年当然1つ年を取ります。年を重ねていけば、必ず「老化」に遭遇します。「老化」が心身の変化としてあらわれる年齢は人それぞれで、80代でも元気いっぱいで年齢を感じさせない人もいますが、40代ですでに身体のあちこちに不調が出ている人も実際にはたくさんいるのです。

では**老化の原因は何なのか？　大きな原因となるのが、体温と血流の低下です。**

まずは体温から見ていきましょう。私たちの体温は、生まれたての乳幼児では37度台と高めですが、その後徐々に下がり、10代の頃に一定の体温で安定します。しかし、高齢者（WHO（世界保健機関）では65歳以上を高齢者としている）になると、また下がり始めます。その原因については解明されていないこともありますが、筋肉量の低下や、脂肪の増加、代謝や血流の低下などが影響を与えていると、各研究で考えられています。

特に注目すべきは生理機能の低下です。生理機能とは、簡単に言うと「生きるために必要な

機能」で、呼吸や排泄、血液循環、発汗などの機能を指します。生理機能は加齢に伴って低下し衰えていきますが、この機能には「体温を調節する」機能も含まれています。

30代から70代、80代と年を重ねるにつれ、肺活量、心臓機能、代謝など、あらゆる生理機能が衰えます。

なんとなくイメージはできると思いますが、血流も、加齢に伴って減少していきます。血流低下の原因はさまざまありますが、主には心臓や血管の機能低下です。

身体の各部分へ流れていく血流が少なくなると、末端まで血液が十分に届かず手足が冷えやすくなります。つまりは、血流が悪くなると体温が下がるわけです。

逆に、体温が低いと、心臓や血管の働きが鈍くなり、血流が悪くなります。**体温と血流は相互に影響し合うのです。体温が下がれば血流が悪くなり、血流が滞れば体温も下がってしまいます。**

30歳頃から動脈硬化は起こり始める

動脈が硬くなって弾力性が失われた状態である動脈硬化は、高齢者がなるというイメージが強いかもしれませんが、意外にも**30歳頃には、すでに多くの人の血管で軽い動脈硬化が起こっています。**

さらに40歳になると、ほとんどすべての人に動脈硬化が見られ、血流が変化するといわれています（※オムロン ヘルスケア株式会社調べ）。

部分的かつ軽い動脈硬化であれば、生活には支障は出にくいため自覚していない方が大多数ですが、放っておくと重症化していきます。最悪の場合、命にもかかわることに。

動脈硬化は、加齢だけでなく、飲酒、喫煙、生活習慣病などが合わさって発症しやすくなるので、これらが起きにくいような生活習慣にすることが大事です。

そして動脈硬化になると、血液が固まった血栓《けっせん》が生じたりして血管が詰まりやすくなります。心臓や脳に酸素や栄養が十分に届かなくなり、心筋梗塞、脳梗塞など私たちが恐れている怖い病気を引き起こすリスクが一気に上がります。

血栓を生じにくくするためにも、血流をよくしておくことがとても大事なのです。

なぜ、体温が高いと免疫力が高くなるのか？

体温と血流は、免疫機能にも大きな影響を与えます。体温が上がると免疫力も上がるのです。私たちの身体を守る免疫細胞の代表格は「白血球」となります。白血球には、「リンパ球」「単球」「好中球」「好酸球」「好塩基球」の5種類があり、それぞれがウイルスや細菌などの侵入者と戦ってくれます。

これらは血液に乗って血管を通って身体を巡り、トラブルを見つけて対処します。つまり、体温が上がり血液の流れがよくなると、免疫細胞たちがスムーズに必要な場所へと到達できるようになるというわけです。

免疫細胞は、36・5度以上の体温で正常に働けるようになり、そこからさらに1度上がると最大で5～6倍も活性化します。

また、最近注目されている若返り細胞の**ミトコンドリアは37・0度で活性化する**ことが分かっています。ミトコンドリアは免疫反応のバランスを取る「司令塔」のような役目があるため、免疫力にいっそうの強化が期待できます。

逆に1度体温が下がると、免疫力が30％低下するといわれています。体温が低いと風邪をひきやすくなったり、治りにくくなったりするリスクが上がるのです。

50以上の症状を遠ざける！

Ｐ27の図1は、体温が下がり血流が悪くなることで引き起こされる症状の一因となり得るものの一覧です。これでもごく一部で、**実に50以上の不調が存在するといわれています。**

肩こりや腰痛、疲労感、貧血など、なんとなくイメージしやすい症状もあれば、不安や憂うつ感などメンタル面への影響もあります。体温と血流が下がるだけで、気持ちの面にも大きな影響が出るわけです。自律神経のバランスが崩れて精神面にも影響が出たり、身体の不調が心にも影響を与えたりする可能性があるためです。

自律神経とは、末梢神経系の中でも意思と無関係に呼吸、循環、代謝、体温などをコントロールする神経を指します。臓器や器官の働きを向上させる交感神経と、抑制させる副交感神経の2つの神経系から成り、両者のバランスを取ることで身体を正常に機能させています。

図1

体温・血流の悪化で起こりうる症状とその原因

関連する症状	原因	
肩こり・目のかすみ・頭痛・腰痛・関節痛	**筋肉の緊張と血流不足**	血流悪化で筋肉が硬直し、痛みなどの原因に
花粉症・アトピー性皮膚炎・湿疹	**免疫系の過剰反応**	体温・血流低下で免疫系の働きが正常でなくなる
疲労感・メタボ・生活習慣病・肥満・倦怠感	**代謝の低下**	体温・血流低下でエネルギー消費が減少し代謝が鈍化する
手足の冷え・不眠・めまい・動悸・息切れ・立ちくらみ・便秘・下痢・自律神経失調症・のぼせ・ほてり・発汗異常	**自律神経の乱れ**	体温低下で自律神経のバランスが崩れる
貧血・めまい・立ちくらみ・しびれ	**血液循環の悪化**	体温・血流低下で酸素や栄養の運搬が滞る
不妊・生理痛・生理不順・更年期障害・月経異常	**ホルモンバランスの乱れ**	体温・血流低下で内分泌器官の機能が低下する
頭痛・めまい・耳鳴り・物忘れ・判断力と集中力の低下・かゆみ	**神経系への影響**	体温・血流低下で神経伝達が鈍り、感覚異常などが発生する
憂うつ感・不安・倦怠感・イライラ	**精神面への影響**	脳の血流低下でセロトニンなどの分泌が減少し、気分に影響する
皮膚や粘膜の乾燥・ドライマウス・唾液分泌異常・ドライアイ	**粘膜や皮膚の機能低下**	血流低下で皮膚や粘膜の代謝が悪化し、乾燥しやすくなる
食欲不振・吐き気・便秘・下痢・腹部膨張感	**消化器系の機能低下**	体温低下で消化酵素の働きが鈍り、消化不良になる
頻尿・残尿感	**泌尿器系の問題**	血流低下で腎機能や膀胱機能が低下し、排尿トラブルに

また、更年期障害への影響も見過ごせません。生理不順や月経異常など、女性特有の不調の一因にもなっており、元気に年を重ねるためには「高い体温を保ち、血流をよくする」ことがいかに大事か、思い知らされます。

これらの症状を遠ざけて、毎日を元気に過ごすためには、体温を上げて血流をよくし、免疫力をアップさせていくことが大切です。

今現在、これらの不調に悩まされているなら、体温と血流を上げることで緩和・改善の可能性がありますし、今は出ていない症状を未然に防ぐことも期待できます。

日本でもわずか数十年で、平均体温は0・4度も下がった

1851年に、ドイツの医師が世界的な平均体温を37・0度と提唱しました。しかし、近年になりイギリスで3万5千人以上を対象として調査したところ、平均体温は36・6度というもっと低い数値が出たと報告されています。

また、アメリカのスタンフォード大学では、過去約200年にわたり、アメリカ人68万人を対象として体温の研究を行ってきました。その研究結果によると、調査対象となったアメリカ

人の平均体温は、200年の間に男性で約0・6度、女性で約0・3度低くなったことが明らかになりました。

日本でも昭和と比べ、現代のほうが平均体温が下がっていることが見てとれます。東京大学の研究によると、昭和32年（1957年）に10代から50代の約3000人を対象とした調査では、平均体温が36・9度だったそうです。これに対し、現代の日本人の平均体温は36・5度（日本抗加齢医学会、順天堂大学など、複数機関での研究による）で、0・4度の低下が見られます。特に女性は低体温の傾向が顕著《けんちょ》で、基礎体温が36度未満の人が4割近くいるという研究結果も出ています（※株式会社エムティーアイ　月経管理アプリ「ルナルナ」調べ）。

新型コロナウイルスが広まってからは、日常的に体温測定する人が増えたことで、データ集計がしやすくなりました。株式会社タニタが1000人を対象に実施したアンケートによると、**36・0〜36・5度に回答の7割が集中し、平均は36・2度**だったそうです。

アメリカでもイギリスでも、そして日本でも、ヒトの体温が下がっているということは、世界的に見て我々「ヒト」の体温は下がっているのかもしれません。

「0・4度」や「0・6度」と聞くと、それほど大きな違いではないように感じるかもしれません。ですが、たとえば「36・2度」から0・6度上げると「36・8度」になります。差ではなく体温の値そのもので見ると、この差が大きいことは、なんとなく感覚的にご理解いただけるのではないでしょうか。

低体温は百害あって一利なし。命にかかわることも

先に断言してしまいます。低い体温でよいこと、メリットは1つもありません。**体温は高めのほうが絶対にいい**のです。

体調不良や炎症時の発熱反応でわかるように、ヒトの身体は体温を上げることによって不調を改善しようとします。体温が下がると、血流が悪くなりますし、代謝も落ちますし、免疫力も下がります。これにより、むくみやすくなったり、太りやすくなったり、便秘や肌荒れなどを起こしたり、病気になりやすくなったり……とにかくさまざまな不調が起こりやすくなります。

さらに恐ろしいことに、雪山や水中などの極寒の環境下で起こる「低体温症」という症状（35度以下）では、意識障害や、最悪の場合は命を落とす可能性もあります。

体調不良のときだけでなく、通常時の体温、つまり平熱も高く保っておけば、普段から高い免疫力をキープできます。

また、体温が上がって血流がよくなると、血液量そのものが増えます。これにより、身体のすみずみまで栄養が届き、同じ運動量でも筋肉がつきやすくなります。

血流がスムーズになると胃腸の動きも活発になりますし、脳の血流がよくなると記憶力が上がったり、認知症の予防になったり、といいことづくしです。自律神経も整いますし、更年期障害のつらい症状も緩和するといわれています。

体温が低いと免疫力が下がるだけでなく、糖尿病などの生活習慣病のリスクが上がります。低体温で血流が滞ると、脳血管障害など命にかかわる重大な病気のリスクも上昇します。

「体温が低い」とだけ聞くと、たいしたことがないように思えるかもしれません。でも実は、見えないところでは非常に怖い状態になっているのです。免疫機能が正常に働いていないと、疲れやすく、風邪をひきやすく治りにくくなりますし、肺炎やインフルエンザの罹患《りかん》リスクも高まります。

低体温はまさに、百害あって一利なし。健康を守り元気に生活するためにも、体温を上げていきましょう！

体温計の数値だけで一喜一憂してはならない理由

ここまで解説してきた「体温」は、脇の下で測る「表面体温」のことでした。そのほかに、もう1つ、重要な体温があります。それは「深部体温」です。

深部体温とは、身体の表面の温度である表面体温ではなく、身体の内側、つまり内臓などの温度のことで、表面体温よりも0・5度〜1度ほど高いとされています。体温は身体の中心ほど高くなり、まるで地球のマグマのようなイメージになります。

この深部体温も、加齢に伴って低下していくことが分かっています。しかも、**表面体温よりも深部体温のほうが加齢で下がりやすく**、深部体温が下がるのに連動して表面体温も下がる仕組みになっています。年を取ると身体の中から冷えていき、その結果として表面体温まで下がるということです。

深部体温を上げると、身体の中心部にある「太陽神経叢《そう》」というものが温まります。太陽神経叢は、胃の裏側にある神経細胞の集合体で、自律神経が集まっています。胃、腸、肝臓、すい臓、胆のう、子宮、膀胱など、たくさんの臓器の働きをコントロールしている非常に大切な部分で、太陽神経叢を温めることで、あらゆる臓器の血流がよくなります。

体温を上げる際には、表面体温だけを上げるのではなく、深部体温から上げていくことが大切です。厚着したり、暖房をつけたり、カイロで温めたりするだけでは足りません。**身体の内側から温めていきましょう。**

血流をよくするとすべて解決する

血流を上げて体温を上げると、あらゆる「よいこと」が起こります。

まず、自律神経のバランスが整います。自律神経は、私たちの身体の調子を整える上でなくてはならない神経系で、たとえば体温調整や、心拍数、発汗、食欲などをコントロールする役割を担っています。

「自律神経失調症」という言葉を聞いたことはありますか？　ストレスや生活の乱れなどにより自律神経のバランスが崩れてしまった状態で、この状態になると不眠、過食、動悸《どうき》などさまざまな身体の不調が出てきます。自律神経のバランスを整えるためにも、血流を上げて体温を高くキープすることが重要です。

さらに、血流を上げて体温を上げると、幸せホルモン「セロトニン」や、やる気ホルモン「ドーパミン」と呼ばれるホルモンが活発に分泌されるようになるなど、よいことがたくさんあります。

血流をよくして体温を上げると、代謝機能も向上します。代謝がよくなると、便秘、貧血、冷え性、低体温、更年期障害などの慢性的な身体の不調の改善が期待できます。体質改善により、アトピー性皮膚炎や花粉症にもよい影響が出てくるかもしれません。

先ほどもお伝えした通り、血流と体温は互いに影響し合います。体温低下と血流低下は同時に起こり、体温上昇と血流上昇も同時に連動して起こると考えていいです。

どちらが先に起こるかは、周りの環境による外的要因（例：気温が低い、温かいものを飲食した）や、内的要因（例：運動した、緊張した）により異なりますが、**低くなってしまった体温を上げるためには「血流を上げる」という方法を取るのがいい**わけです。

50以上の症状を遠ざけるということも含めると、とにかく「すべて」において血流が大事だということを、声を大にしてお伝えしたいです。そして日常的にもっと血流に意識を向けることが大切となります。

血流を左右する隠れた主役は？

血管は人体で最も長い臓器で、その長さはなんと地球を2周半する約9万km程だといわれています。身体中に酸素や栄養を届ける重要な臓器で、これだけの長さを誇っているとなると、やはり血流の良し悪しが身体に影響を与えるのも頷《うなず》けますよね。

さて、血管には動脈と静脈がありますが、血流のよさを決めるのはどちらだと思いますか？動脈のほうが重要だと思うかもしれませんが、実は、血流を大きく左右するのは「静脈」なのです。

そもそも、血管は「動脈・静脈・毛細血管」と大きく3つに分けられます。それぞれの血管がどのくらいの比率で血液を運んでいるのか、知っていますか？

血管の面積比は「動脈1：静脈2：毛細血管700」で、毛細血管が圧倒的に大きいのですが、**血液量の分布で見ると「動脈20％・静脈75％・毛細血管5％」**と静脈が群を抜いていて、なんと**動脈よりも静脈のほうが血液は約4倍も流れている**のです。3つの血管の中で、最も大量の血液を運んでいる静脈こそが、血流促進のカギとなります。

女性のほうが冷えやすい理由は？

女性のほうが男性よりも冷えやすい、つまり血流が悪くなりやすい理由は、男女の身体の構造の違い、特徴の違いにあります。具体的には、ホルモンバランス、筋肉量、骨格、そして脂肪のつき方に大きな違いがあるのです。

女性は「エストロゲン」というホルモンの分泌量が多いのですが、このエストロゲンには血管を広げる働きがあり、血管が広がると壁がゆるみ、血液の逆流を防ぐ弁の機能が悪くなります。男性はエストロゲンの分泌量が少なく、ホルモンバランスの変動も比較的小さいため、弁の機能が安定しており、むくみにくい傾向にあります。

筋肉の違いについては、女性は全体的に筋肉量が少なく、特に下半身（下肢）の筋肉量は男性と比べてかなり少ない傾向にあります。下肢の筋肉量は、「筋ポンプ作用」という筋肉が血流を促進する動きに影響を与えるため、筋肉量の多い男性のほうが筋ポンプ作用が強く、心臓へと血流が戻っていく「静脈還流」の流れがスムーズな人が多いです。

骨格については、特に骨盤に大きな違いがあります。女性は出産に適した広い骨盤を持つため、その中を通る静脈の経路が長く、内臓圧迫や血流阻害のリスクが上がりやすい骨格構造になっています。

また、女性は男性と比べて皮下脂肪が厚く、血管や内臓にも脂肪がつきやすいため、血流を妨げやすくなってしまうリスクもあります。

もちろん個人差はありますし、スポーツをしている女性と、していない男性を比べればここで述べた男女の違いは逆転する可能性も大いにあります。ただ、遺伝子レベルで組み込まれた男女の身体的特徴の違いから、女性のほうが筋肉量、筋力、骨格、ホルモンなどさまざまな点において冷えやすく、血行不良を起こしやすいと覚えておくといいでしょう。

老いはお腹から始まる

本書の冒頭で、血流や体温は加齢によって低下すると解説しました。その理由、覚えていますか？　生理機能や代謝の低下のほかに「筋肉量の低下」とも説明しました。

図2

上半身と下半身をつなぐお腹周りのインナーマッスル

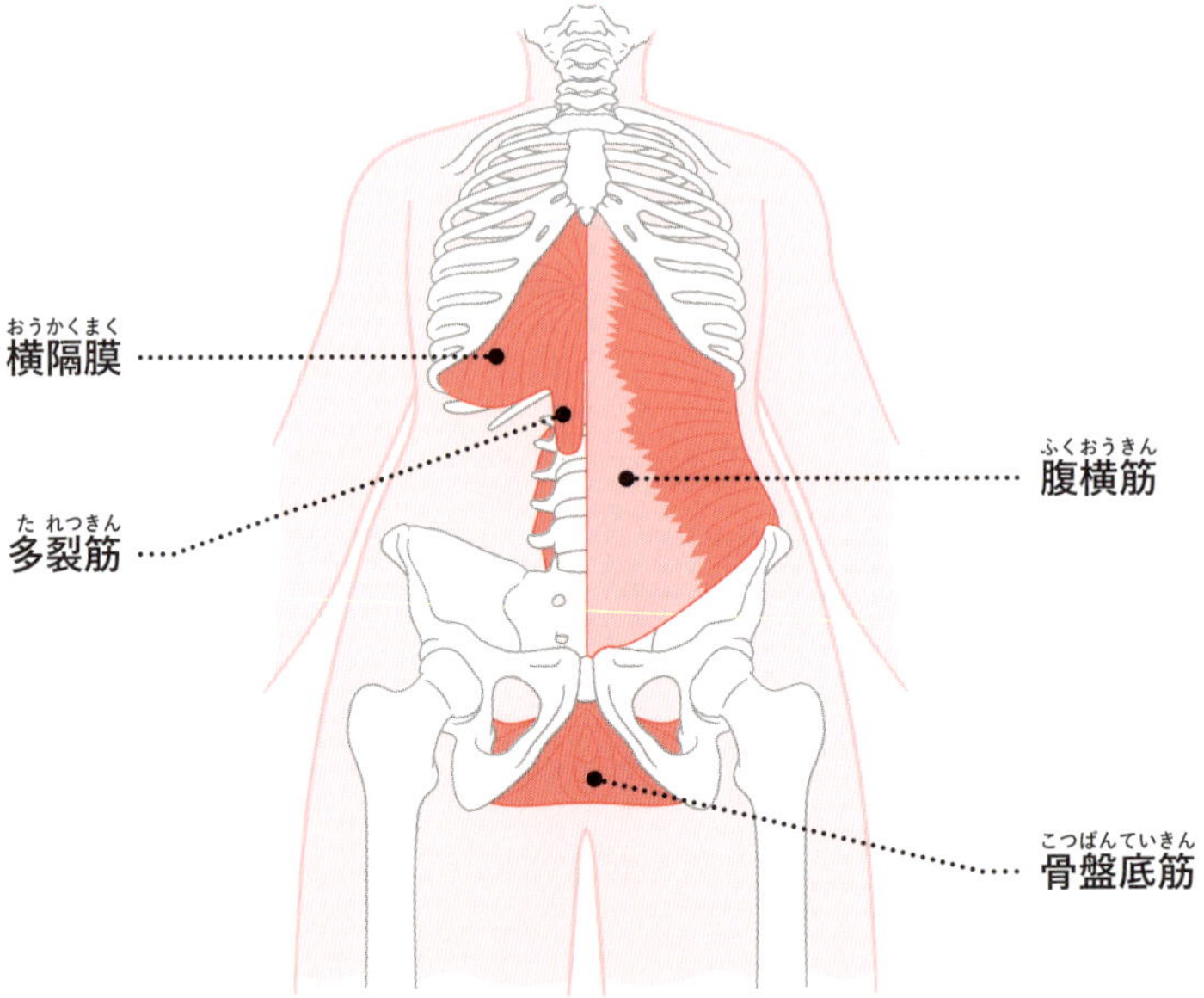

40代以降になると、上半身と下半身をつなぐお腹周りのインナーマッスルが衰えやすくなります。インナーマッスルは「身体の内側の筋肉」。内臓を支え、その働きをスムーズにする役割を担っています。

具体的な筋肉としては、骨盤を支える骨盤底筋、呼吸をサポートする横隔膜、姿勢をキープし内臓を支える腹横筋、背骨を安定させ体幹を支える多裂筋などが挙げられます（上の図2）。これらのインナーマッスルは、ポンプのように収縮と弛緩《しかん》（ゆるむこと）をくり返し、お腹の真ん中を通る「下大静脈」という血管を刺激して血流を促進します。

筋力は加齢とともに自然と衰えていきますが、**女性の場合は「出産」もお腹周りのイン**

ナーマッスルの筋力を低下させる一因になります。

赤ちゃんを産むためには、骨盤を広げなければならないため、そのためのホルモンが分泌されて骨盤底筋という骨盤を支える筋肉がゆるみます。困ったことに、ゆるんだ骨盤底筋はすぐには元に戻りません。その上、ホルモンバランスの影響や、妊娠中から出産後の運動不足が影響して、著しく筋力が低下しやすくなります。

お腹周りの筋力が弱くなりポンプの機能が低下して血流が悪くなると、血管だけでなく内臓の動きも悪くなり、内臓脂肪や皮下脂肪がつきやすくなります。脂肪が溜まると血管を圧迫するため、さらに血流が悪くなる悪循環に陥ります。

冷えや血行不良はむくみや便秘を引き起こしますし、体調不良・不調としても明確にあらわれてきます。

加齢によりお腹のインナーマッスルの筋力が下がることから「老化」は着実に進んでいきます。これにより、血流が悪くなり、体温も下がり、脂肪がつきやすくなり、さまざまな不調へとつながってしまうのです。

健康になる「血流」「体温」「筋肉」をいっぺんに手に入れよう!

では、老化を食い止めて、元気な身体を保つためにはどうすればよいのでしょうか。健康を維持し、病気に負けない強い身体を手に入れるためには何をするべきなのでしょうか。

それを実現するのが本書のテーマ「ブーストブレス」であり、第2章以降の内容となります。

「はじめに」でお伝えしたことのくり返しになりますが、**ブーストブレスとは簡単に言ってしまえば「血流・体温・筋力を全部、短時間で効率よくアップさせる方法」です。**


「先に結論や方法だけ教えてくれればいいのに……」と思われた方もいらっしゃるかもしれません。でも、体温管理士®の資格を取るために勉強したり、ヨガ講師として身体のメカニズムを勉強したりした私の経験上、「仕組みや、『なぜ?』を知ることはとても大切」だと思います。


「なぜ、加齢で不調が起きやすくなるのか」

「なぜ、更年期障害にこんなに苦しめられるのか」

「なぜ、年を取ると体温が下がるのか」
「なぜ、毎年冬になると手足が冷えてしまうのか」

これらの答えと、身体のメカニズムを理解した上で、これからレクチャーする「ブーストブレス」を実践すると、何も知らずにやってみるよりも遥かに高い効果が実感できるはずです。何のためにしているのか、身体の中で何が起きているのかなどが鮮明になり、続けてみたくもなります。

身体の仕組みを知り、血流を上げ体温を上げることの重要性も分かったあなたは、今すぐブーストブレスを試してみたくなっているのではないでしょうか。

健康と元気を支えるスムーズな血流、免疫細胞がパワフルに活動できる高い体温、そして血流促進と高体温を実現させる鍛えられた筋肉、この3つを必ず手に入れてください。そして、心身ともに健康で、いつでもイキイキと輝ける人生を楽しんでください！

Chapter 2

「ブーストブレス」はここがスゴイ！

たった20秒、じーっとして呼吸するだけでも体温・血流がアップ！

血流と体温を上げるには、さまざまな方法があります。たとえば、温かい飲み物を飲むだけでも、身体が内側から温まり血流が促進されます。

マッサージを受けて「血行がよくなった」と感じたことがある方も多いと思いますが、それはマッサージにより凝り固まった筋肉がほぐれて、血流が促進されるためです。

発汗作用のあるカプサイシンが含まれる食材（トウガラシなど香辛料）を使った料理を食べても、血流と体温は上がります。湯船につかったりサウナに入ったり、というのもいいでしょう。

ただし、「身体を動かすこと」が血流と体温アップには何よりも効果的です。運動すれば身体がポカポカしますよね。そして汗をかきます。心拍数も上がりますし、血液中の酸素量が増え、血流が促進されます。これにより体温も上がります。

ストレッチ、ウオーキング、ジョギング、スクワットなどの筋力トレーニングは、体温アップの面で効果てきめんです。

このように日常生活の中には、「血流と体温を上げるチャンス」があふれています。

しかし、です。１つ１つを意識してこまめに実践していくのは大変ですよね。

「温かい飲み物を飲む」くらいなら簡単に続けられそうですが、残念ながら効果は弱めで一時的なものにすぎません。

マッサージは毎日受けられないし、自宅で湯船にはつかれても毎日サウナには通えないし、ましてや運動を続けるなんて至難の業……。

そんなあなたにピッタリなのが「ブーストブレス」なのです。

ブーストブレスは、「呼吸」を使ったお腹の運動です。運動といってもスポーツといえるほど身体を動かす必要はありません。寝たまま、座ったまま、じーっと立ったままでもできますから。

何か食事や飲み物を用意する必要もありません。お風呂にお湯を張る必要も、サウナに行く必要も、マッサージをお願いする必要も、もちろんありません。何も用意せず、そこまで身体を動かさず、かかる時間はたったの20秒だけ！ **「ブースト筋」という、主にお腹周りのインナーマッスルから成る筋肉群をわずか20秒動かすだけでいい、ラクに毎日続けられる呼吸法です**（ブースト筋については、のちほど詳しくご説明します）。

息をしているだけですから、内臓はしっかり動いていても、身体はほとんど動いているように見えません。周りから見てもバレにくいのです。ここがブーストブレスとそのほかの健康法との大きな違いです。

ちょっとした空き時間、通勤・通学・買い物など移動中、仕事やテレビを観ているときなど、何かをし「ながら」、いつでもどこでも気軽に行えます。

ヨガウエアやジャージに着替える必要もなく、普段着のまま行えますし、ヨガマットもダンベルも、運動靴すら要りません。

実践者の皆さんからは、

「家事や育児の合間に『ながら』で行っています」

「仕事前に20秒実践するのが日課になっています」

など、日常に無理なく取り入れているという声が多数寄せられています。

65歳以上でも、体温も血流も上がる

先にお話ししたように、一般的に高齢になると、体温が下がり始めるといわれています。これはごく自然なことなので「当たり前」のこととして諦めて、そのまま受け入れている人も少なくありません。

でも、ブーストブレスを実践すれば、自然に下がっていく体温を上げることが可能になります。加齢に伴い、自然に落ちていく筋力を筋トレで上げていけるように、ブーストブレスによって血流も体温も上げられます。なぜならブーストブレスは「筋肉を鍛える」呼吸法でもあるからです。

筋肉は何歳であっても鍛えれば、必ず強くできます。もちろん限界はありますが、少なくとも何もしないのとは大違いです。年齢は関係ないのです。

そして、血流をよくするブースト筋は筋肉そのものなので、鍛えれば鍛えるほど強くなります。ブーストブレスを実践し、ブースト筋を強くすれば、無意識にしている日常の「呼吸」が強く深いものに変わります。あなたが何歳であっても、今より体温も血流も上げられるのです。

実際にブーストブレスを体験した方の中には、66歳で36・4度から37・0度まで体温を上げることに成功した方がいました。ご本人もとても驚いていましたが、何か奇跡が起きたわけではなく「ブーストブレスを信じて続けていただけ」だったのです。効果があることは続ければ、必ず結果は出ます。

ブーストブレスは、深部体温をぐっと上げ、太さ（直径）が最大で3㎝程にもなる下大静脈を刺激し、血流を促進します。言葉にすると簡単ですが、実はとても奥深く、やってみると色々な発見や気づきがあるはずです。

ブーストブレスを始めるのに「遅すぎる」ということはありません。何歳であっても、誰でも今すぐ始められ、そして「変われる」呼吸法なのです。

「ブースト筋」の持つ3つのパワーによるすさまじい相乗効果

ブーストブレスは「ブースト筋」という筋肉を使った呼吸法であることをお話ししました。

「ブースト筋」とは、お腹周りのインナーマッスル「骨盤底筋・横隔膜・腹横筋・多裂筋」と、お腹を凹ますシックスパックの「腹直筋」、くびれを作る「腹斜筋《ふくしゃきん》」を総称したものです。これらの筋肉は、お腹を引き締めるコルセットの役目を担います。特に〝吐く息で鍛えられる〟という特徴を持っています。

ブースト筋には【圧・振動・熱】の3つの強力なパワーがあり、この筋肉を鍛えることで身体が劇的に変わります。どんな変化が起きるのかについて、1つひとつご説明しますね。

❶圧：やせ筋が目覚める！

加齢とともに気になる体形の変化として、ぽっこりお腹に悩んでいる方は多いと思います。ブースト筋を鍛えると、お腹周りの筋肉がコルセットのようにお腹を引き締めます。スッキリとスリムな体形を作る「やせ筋」が目覚めて、たるみと無縁の引き締まったボディーを作ってくれます。

❷振動：便秘もスッキリ！

30歳以降では基礎代謝が徐々に落ち始め、40歳以降では内臓の機能の低下も顕著にあらわれてきます。それに対して、ブーストブレスは内臓の機能を高めてくれる効果もあります。ブースト筋を鍛える際の振動により、胃腸の蠕動《ぜんどう》運動が活性化するからです。蠕動運動とは、消化と排泄を促す胃腸の収縮運動で、これが活性化することでお通じがよくなります。腸を元気にしてスッキリ出す効果が期待できるのです。

❸ 熱：内臓を芯から温める！

身体が冷えないようにただ外側から温めるだけでは、自力で体温を上げていくことはできません。ブースト筋を動かすことで、胃の裏側にある太陽神経叢という神経細胞の集合体が熱を持つようになります。ここが温まると、胃腸はもちろん、肝臓や膀胱などすべての臓器の血液の流れがよくなります。結果として、深部体温がグッと上がるのです。

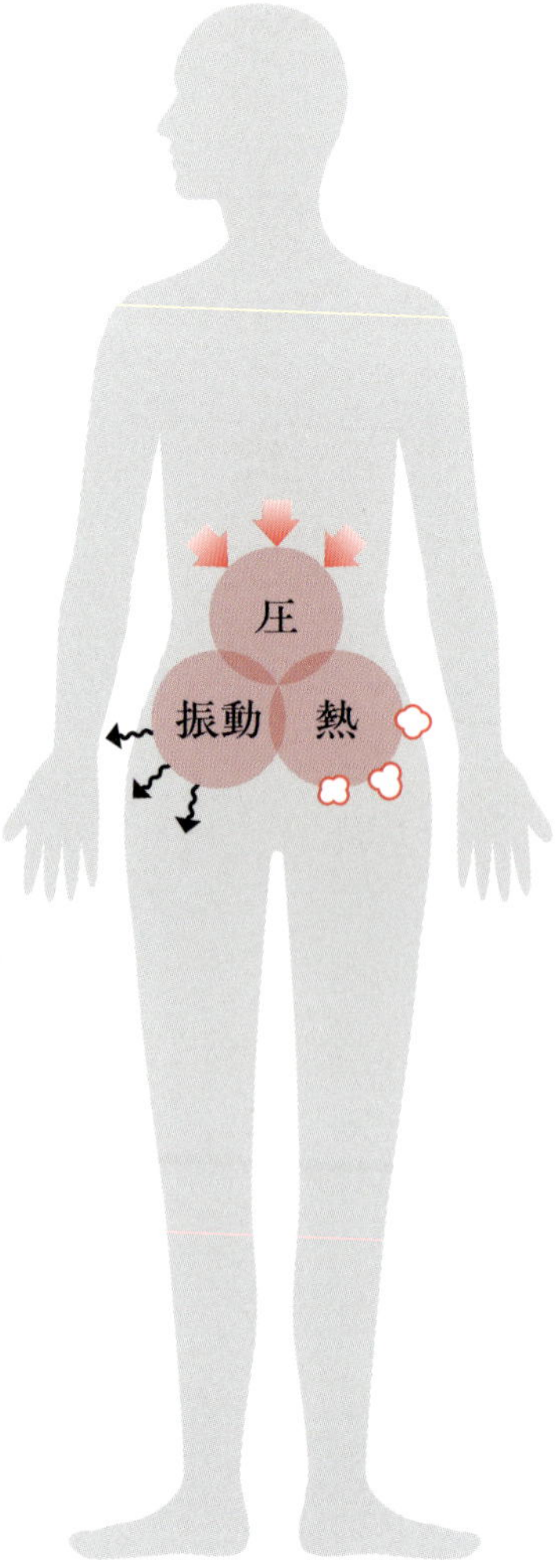

これら3つのパワーを同時に覚醒させる呼吸法が、ブーストブレス。どのような呼吸法かというと、端的に説明すると「人体で特に太い大静脈に、ブースト筋の力で圧をかけ、血流を上げた結果、体温まで上昇する呼吸法」となります。

ブースト筋の力で腹部に「圧」をかけ、お腹をポンプのように「振動」させることで、ブースト筋や深部の内臓も温め「熱」が生まれるという仕組みになっています。ここで生み出されるブースト筋の【圧・振動・熱】が、それぞれにすばらしい働きをしてくれるのです。それらが相乗効果で身体にさまざまなよい影響を与え、あなたをより健康へと導きます。

「真の第二の心臓」が手に入る

ブーストブレスを実践すると、【血液・体温・免疫】が変わり、それぞれのパワーが増強されます。その効果について、説明していきます。

効果その1）血流力アップ

ブーストブレスを実践すると、瞬時に血流が上がります。即効性のある呼吸法で、1回行うだけで一時的ではあるものの、血行が一気によくなります。1回のブーストブレスのイメージは「ポンプに手で強く圧を加えた」ようなイメージです。ギュッと押した圧で血流は確実に促進されます。

ただし1回のブーストブレスで得られる効果は持続しないため、毎日の習慣にしていくことで、血流力を上げていきます。とはいえ、これを習慣にして毎日続けると、〝何もしなくても〟身体の中で勝手にポンプのような力強い動きをしてくれるようになります。

効果その2）体温力アップ

ブーストブレスにより瞬時に血流が上がると、自然と体温も上がります。血流と体温は互いに影響し合いますので、体温が上がれば血流が促進され、その影響でまた体温が上がり……という連鎖反応が期待できるのです。

1回だけのブーストブレスの効果は一時的ですが、続けることで、恒久的にこの連鎖を作り出し、高い体温をキープできるようになります。

効果その3）免疫力アップ

血流が上がり体温も上がると、必然的に免疫力までアップします。36・5度を超えれば免疫細胞が正常に機能するようになり、37・0度を超えるとさらに活性化します。

たった20秒の簡単な呼吸法を毎日コツコツ続けるだけで、病院や薬のお世話になる機会を減らし、いつでも元気でいられる身体を手に入れられるなら、やらない理由はないでしょう。

このように、ブーストブレスには【血液・体温・免疫】を制するパワーが秘められています。ブーストブレスは、お腹のインナーマッスルを震わせて筋ポンプ作用を促し、血管を刺激する「呼吸法」です。この動き、実は「心臓」の働きとよく似ています。ブーストブレスこそまさに「真の第二の心臓」と言っても過言ではありません。

心臓はポンプのような動きで血液を動脈から全身へ送り出します。そして、全身を巡った血液は、今度は「腹筋」をはじめとした筋肉の力で心臓へと送り返されます。腹筋がポンプのように動くことで、下大静脈を通る血液を心臓へと戻しているのですが、ブーストブレスはこの「多くの血液を心臓まで戻す腹筋」を動かす呼吸法なのです。

ブースト筋を収縮させて下大静脈を刺激し、血液を送り出す……つまり、心臓のような「ポンプ」の働きを、外からの刺激で生じさせます。まるで心臓のように血液を送る働きを担うため、「真の第二の心臓」と呼ぶに相応《ふさわ》しいのです。

朝一番のブーストブレスで1日中絶好調に！

ブーストブレスを実施するのにおすすめの時間帯は「朝」です。朝の活動にブーストブレスを取り入れることで、効果を最大化して1日を快適に過ごせるようになります。

なぜ朝に取り入れることで効果を最大化できるのか、3つの理由にて解説します。

理由その1） 自然な体温上昇を促し、快活になれる

夜眠っている間は私たちの体温は低下し、身体は休息モードとなるため代謝も低下し、血流もゆっくりになります。深い睡眠時には体温が1～2度低下します。心拍数も少なくなり、体内を巡る血流もゆっくりとなり、安静な状態で身体が睡眠の質を高めるモードになっていきます。

そして、眠っている間に下がっていた体温は、朝方から自然に上昇し始めます。これに伴い血流が活性化して代謝も上がり、身体が目覚めて活動モードへと切り替わっていきます。

この自然な体温や代謝の上昇と、意識的な活動（ブーストブレス）を組み合わせることで、相乗効果を発揮し、効率的に体温を上げられます。これにより、体温上昇だけでなく、代謝や免疫機能の活性化が1日を通して促進されます。

理由その2） コルチゾールと協働！ 朝シャキッと目覚める

朝はコルチゾールという覚醒ホルモンの分泌が活発になります。コルチゾールは血糖値を上げて、エネルギーの生産を促進する働きもします。コルチゾールが活性化している状態でブーストブレスを実施すると、相乗効果により血流と体温を効率的に上げられます。

もう少し分かりやすいイメージでかみ砕いてみましょう。体内で「起きろ！ 活動しろ！」という指令が出ている状態で、その指令を受けて動こうとしている身体の機能をブーストブレスがサポートしてあげられる、そんなイメージです。

理由その3） 自律神経を活動モードへ！

朝起きたとき、私たちの身体は副交感神経が優位な状態です。しかし、身体を動かし始めると交感神経が優位になります。

交感神経に切り替わるタイミングでブーストブレスを実施することで、相乗効果により血流と体温を効率的に上げられます。

以上の副交感神経と交感神経から成る自律神経系の切り替えもスムーズになることで、1日を通して自律神経のバランスが整います。

ストレスが蓄積すると自律神経が乱れるというのは有名な話ですが、逆もまた然りです。自律神経系のバランスが整っていることは、ストレス耐性も向上させ心身を安定させるのに非常に重要になってきます。


以上3つの理由により、朝一番のブーストブレスを、ぜひ習慣に取り入れてみてください。

「ブーストブレス」は「腹式呼吸」とはまったく違う

腹式呼吸とは、息を吸うときに横隔膜を使ってお腹を膨らませ、リラックス効果を高める呼吸法です。意識して行うと副交感神経が優位になって、気持ちが穏やかになります。ヨガやストレッチなどでもよく取り入れられるこの呼吸法は、3分から10分程度行うことでリラックス効果を高めることができます。

一方でブーストブレスとは、吐く息でブースト筋を使い、お腹全体を引き締める体温コント

図3

同じくお腹を使う腹式呼吸との違いは？

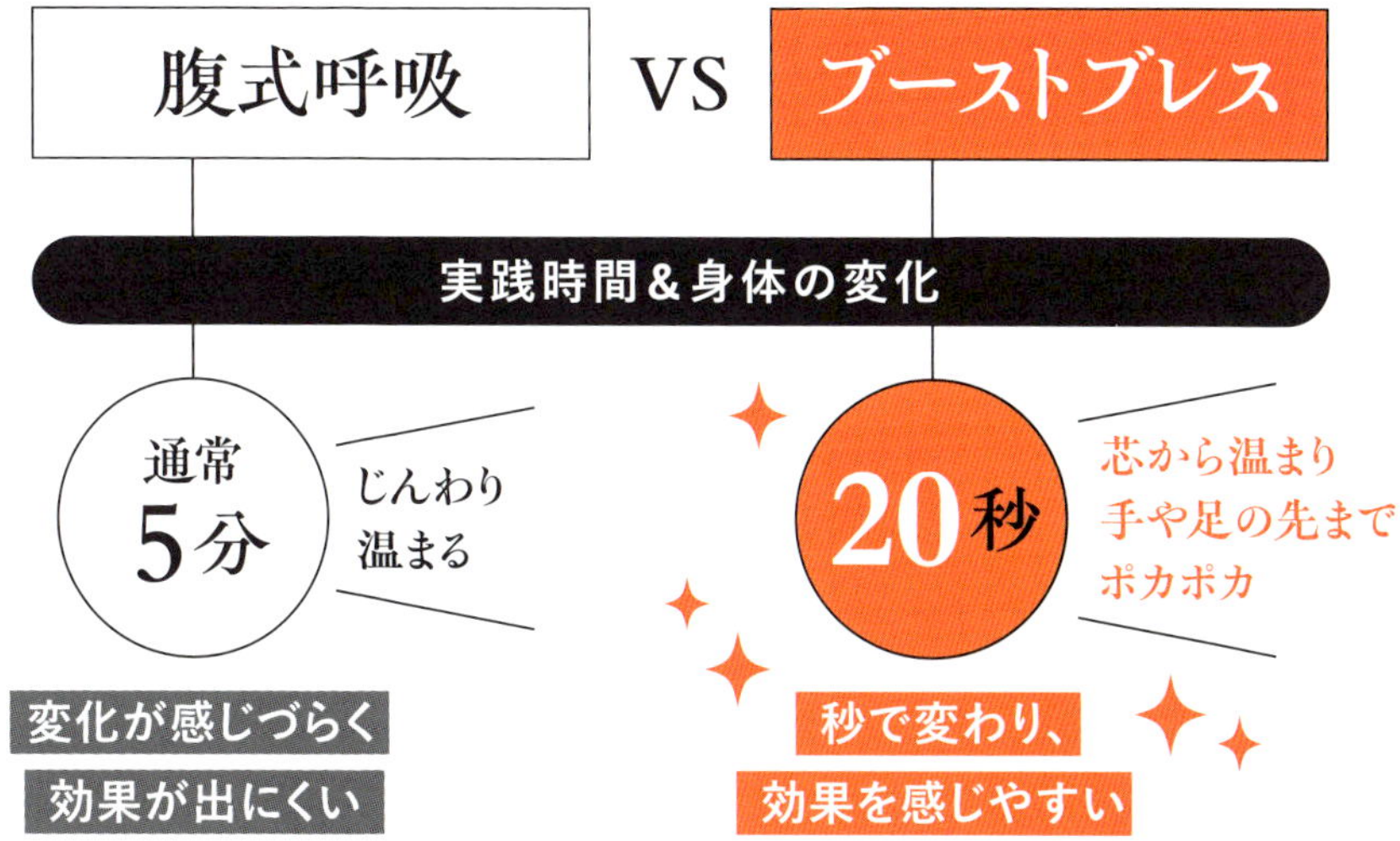

ロール法です。お腹を凹ませながら圧をかけることに特化しています。この一連の動きで、筋肉をポンプのように「ギュッ・ギュッ・ギューッ」と連続的に収縮させ、下大静脈の血流を促して全身に血液を送ります。

このポンプ作用によって、身体の芯から末端まで温まる効果が得られるのが特徴です。20秒から2分程度行うと、効果を感じることができます。

つまり、**腹式呼吸は横隔膜を使い、リラックスを目的としたゆったりした呼吸法。**一方、**ブーストブレスはお腹の筋肉全体を使って短時間で血流を促進し、体温を上げるためのアクティブな呼吸法です。それぞれ異なる効果があり、シーンに応じて使い分けることで、心身のバランスを整えることができます。**

1冊の本が、内面も外見も生き方までも変える!

人生は、出会いによって大きく変わります。人との出会いはもちろん、本や言葉、情報との出会いも人生を変える可能性に満ちあふれています。

私は齋藤真嗣先生の『体温を上げると健康になる』(サンマーク出版)という本と出会ったのをきっかけに、人生が変わりました。でも、この「人生激変」は、この本を読んだだけでは実現できないことでした。私がこの本に感銘を受け、実際に体温を上げてみようと決意し、長年勉強して教えてきたヨガの知識も総動員させて、勉強や研究を重ねてブーストブレスを考案して実践した結果、人生が変わったのです。

「やっぱり体温がカギを握っていたんだ!」とすべてが腑に落ちたときは、パッと目の前が明るくなり世界が開けたような気分でした。

そして、自分の体調がすっかりよくなった頃には、ライフスタイルや価値観、物の考え方・見方までガラッと変わっていました。

振り返れば、『体温を上げると健康になる』という1冊の本は、ただ「体温が上がって不調が改善した」という変化をもたらしただけでなく、私の内面を変え、外見も変え、そして生き方までも変えたのです。

大切なのは**「この出会いは自分の人生を変える可能性がある」という気持ちを持って向き合い、何か心の琴線に触れるものがあれば「ただ出会っただけで終わらせない」ということです。**出会いから何を感じ、何を学び、どのように自分の人生に活かしていくか考えて実践することで、初めて人生が動き出します。

私は、本書があなたの人生を変える出会いの1つとなることを願っています。本書が、あなたの「変わる」きっかけの出会い、一歩踏み出すためにそっと背中を押せるような存在となれれば、とても嬉しいです。

＼ 体温アップで人生が変わる！ ／

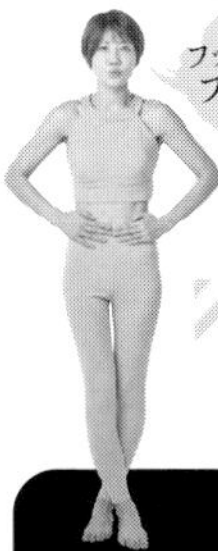

ブーストブレス

読者限定

特別プレゼント

今すぐ使える3つの無料ツール

1	2	3
体温年齢チェック	**深部体温セルフチェック**	**体温管理シート**
あなたの体温年齢、診断してみませんか？	20の質問で身体の内側がわかる！	毎日の体温記録をはじめよう！

ダウンロード方法

❶ こちらの二次元コードを読み取り、専用サイトへアクセス

https://an-asahina.com/p/r/z2rLSxoV

❷ 必要事項を入力

❸ すぐにGET！

※この特典は予告なく内容を変更・終了する場合があります。
※本特典に関する問い合わせは、事務局(info@wellnessfull.co.jp)までお願いいたします。

体温管理士®朝日奈 杏

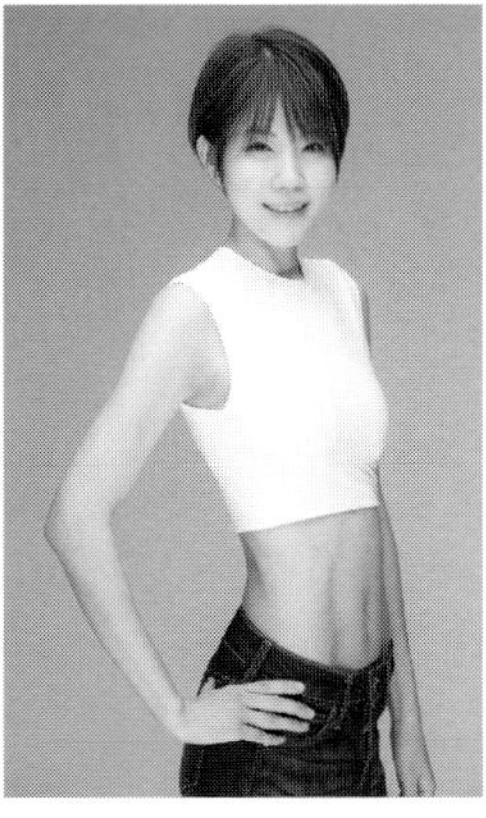

Chapter 3

たった20秒で超カンタン！「ブーストブレス」をやってみよう

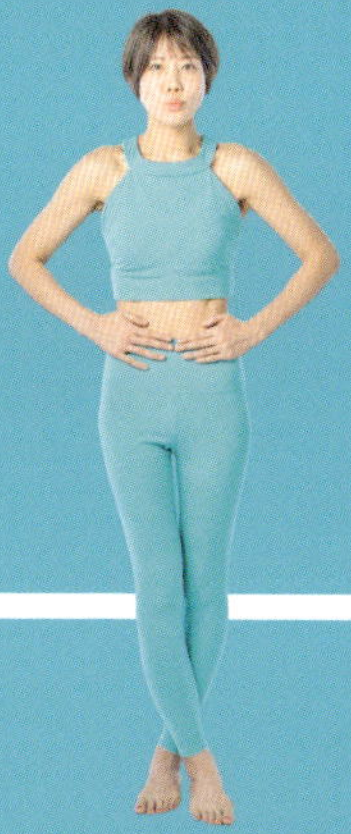

テレビを観ながら……

お風呂に
つかりながら……

犬の散歩を
しながら……

一度覚えたらこんなときにできる！

朝、目が覚めてもなかなか起き上がれないことってありませんか？体調が悪いわけじゃないけど、動き出すのがめんどうだなーって日もありますよね。

そんなときにぜひ、たった20秒でいいので、これからお伝えする「ブーストブレス」をやってみてください。

ブーストブレスを行うにあたって、**事前に準備しなければいけないものは何もありません。やり方を覚えれば、身体1つで今からすぐに始めていただけます。**

すぐにジンジン、ポカポカしてきて、身体が内側から活動し始めるのを感じられるはずです。

自分に合った健康法を見つけられると、人生が変わります。

冒頭でお伝えしたように、ブーストブレスを実践している方たちから

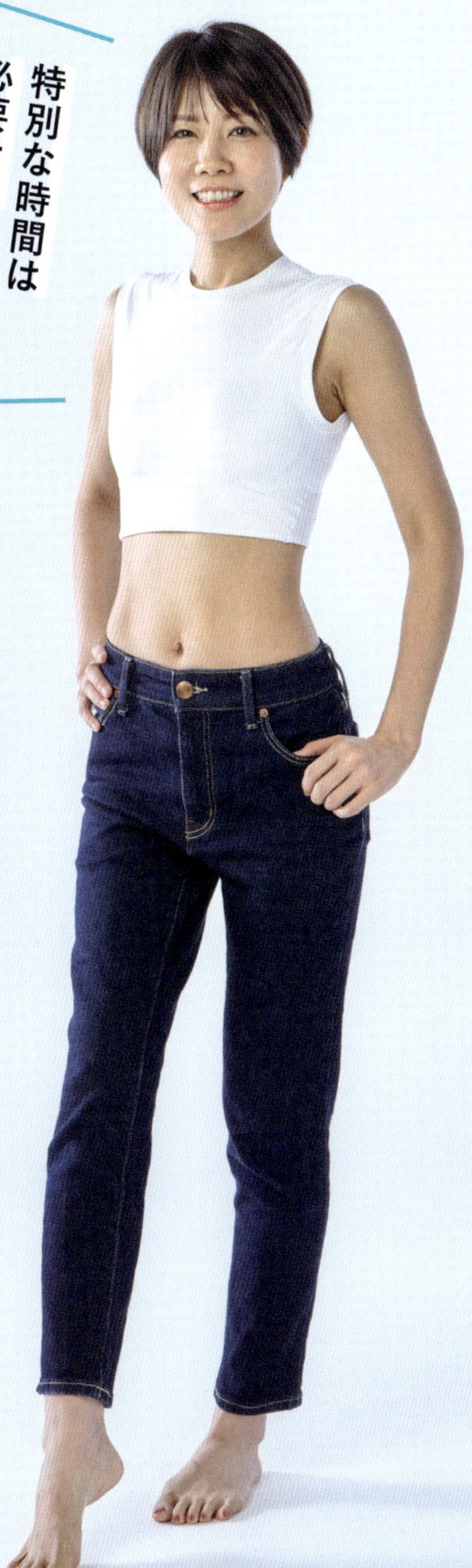

買い物をしながら……

は、数々の喜びの声をいただいています。

場所を選ばず時間もとらないブーストブレスは、日常生活に組み込みやすくて続けやすいと好評です。

自宅はもちろん、勤務中の隙間時間や休憩中、デスクワークの方はオフィスで座ったままやっていただけます。

あなたはできる？

Check!

ブーストブレスの筋力チェック

まずは図を参考にして、ご自身のブースト筋の位置を把握してください。オレンジ色にマークしたみぞおちから腹部にかけての動きを意識しながら、実際に呼吸をしてみましょう。

鼻から息を吸って肺に空気を入れ、胸を膨らませます。次に、お腹のコルセット状の筋肉をギューっと絞りながら、口からフーッと息を吐き出します。

この呼吸法を使って、ブーストブレスで使うブースト筋がどの程度力強く使うことができるのかを調べましょう。

ブースト筋の筋力チェックは、寝た状態でも、立った状態でも、座った状態でも行えます。それぞれのレベルを用意しましたので、さっそく試してみてください。

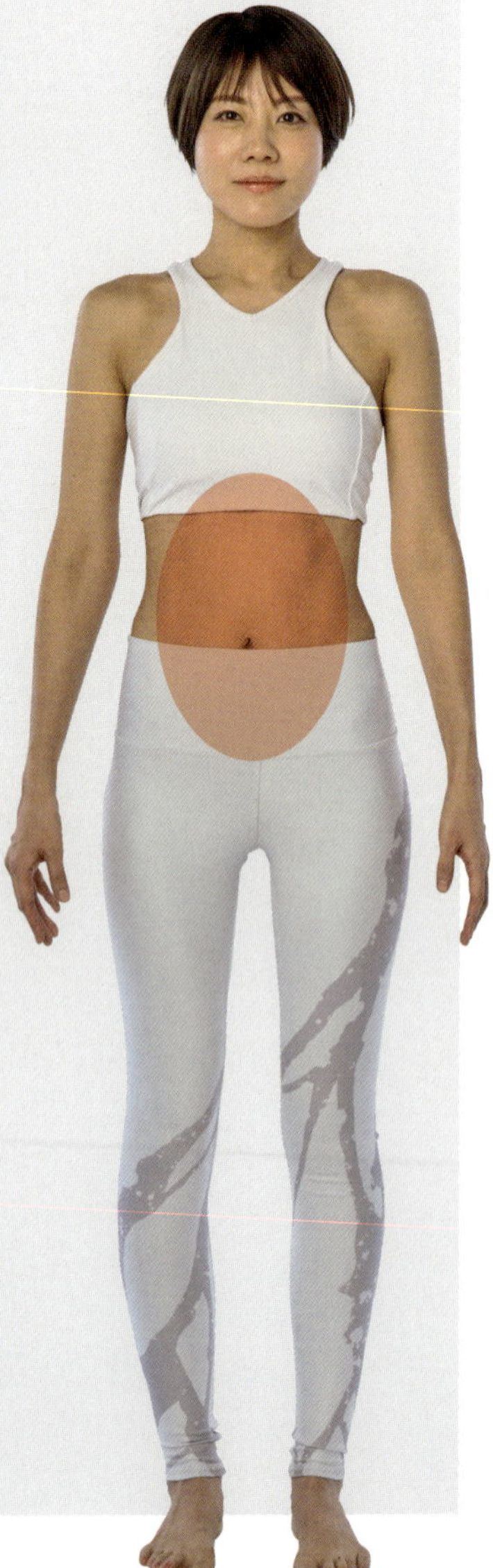

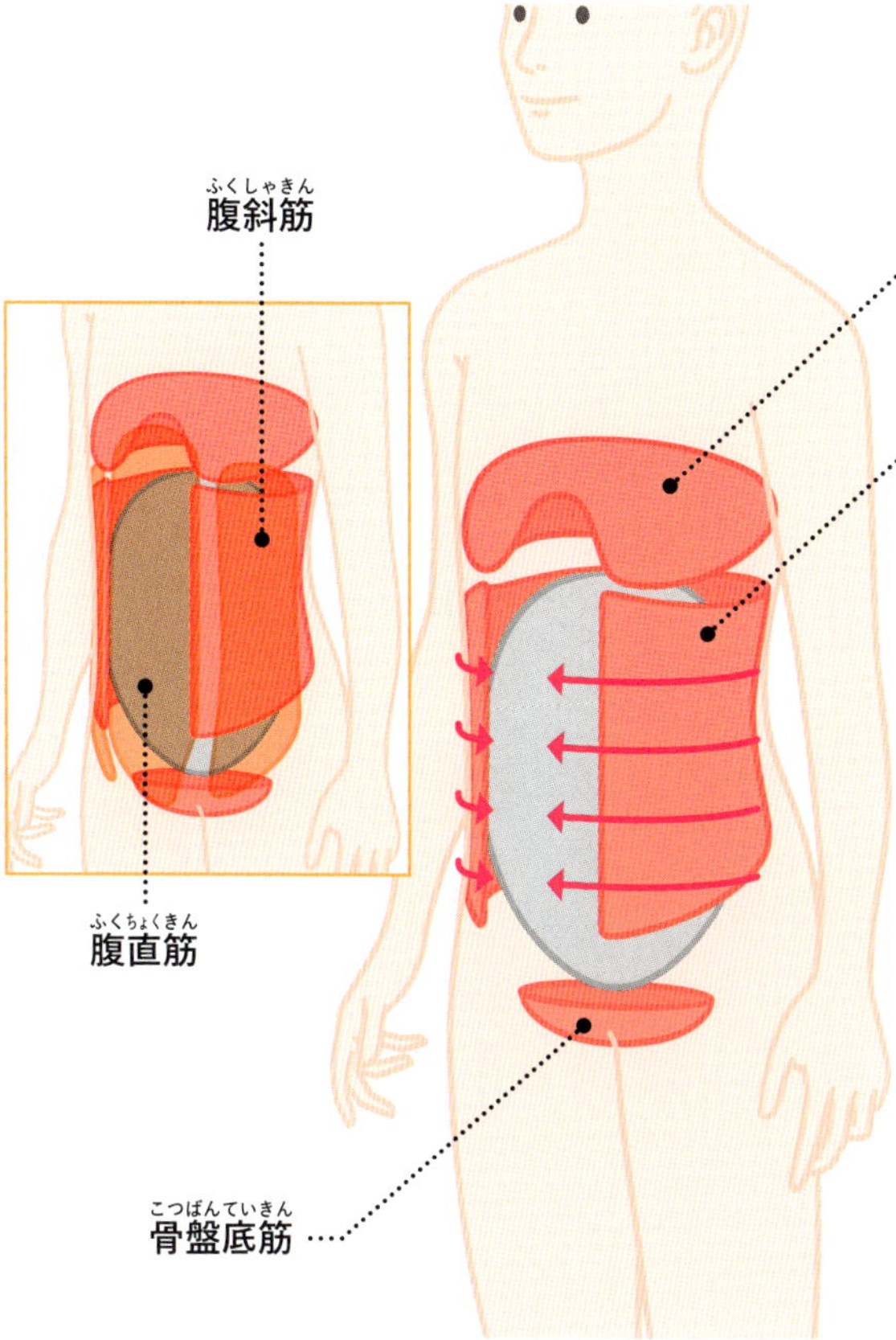

ブースト筋を鍛えれば若返る！

そもそも、〈ブースト筋〉とは……？

ブースト筋は、お腹をギュッと締めるコルセットの役目を担うインナーマッスル「骨盤底筋・横隔膜・腹横筋・多裂筋」と、お腹を凹ますシックスパックの「腹直筋」やくびれを作る「腹斜筋」、この6つのお腹の筋肉を総称したものです。ブースト筋は特に、“吐く息で鍛えられる”という特徴を持っています。

動画も
チェック

LEVEL 1

寝た状態でチェックする

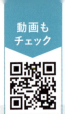

仰向けになって脚を閉じ、膝《ひざ》を立てます。両手をお腹にのせて、おへそを中心に左右の指先の間が3㎝になるまで近づけてください。

まずは鼻から息を大きく吸ってから、口から息をフーッとひと息吐きながら、同時にブースト筋に圧を加えてお腹を引き締めていきます。

息を吐き切ったとき、お腹が凹んで両手の指先がつけば、ブースト筋の筋力の入門レベルはクリアしています。67ページのLEVEL2-1に進んでOK。

お腹があまり凹まず指先がつかなければ、ブースト筋が眠っています。寝たままの状態でブースト筋に圧をかけ、吐く息でお腹を動かす練習をしつつ、「入門編①」(76ページ)からスタートするのがいいでしょう。

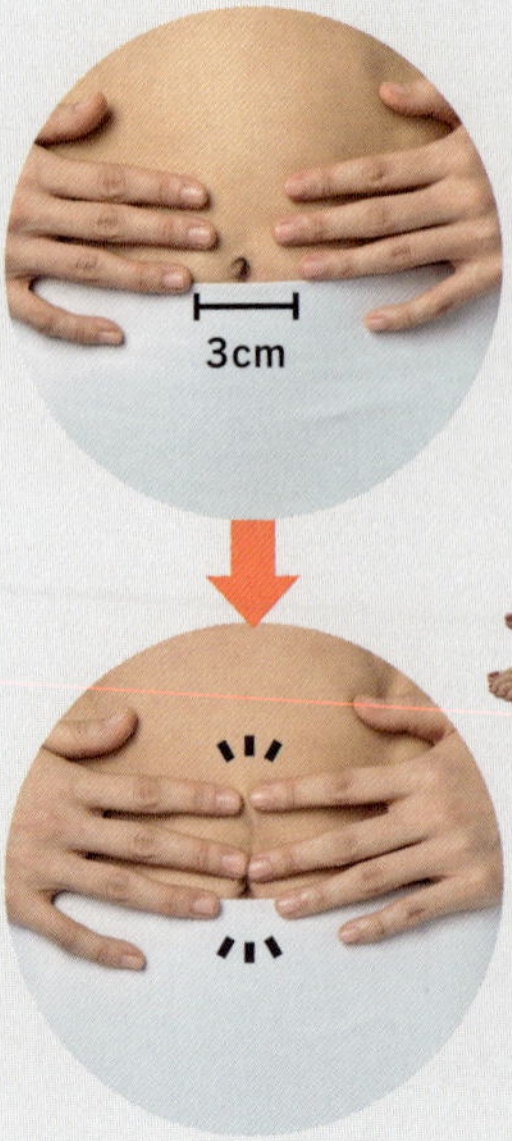

寝たまま手を
セットして……

「フーッ」と息を
吐いてお腹を
グッと凹ませる!

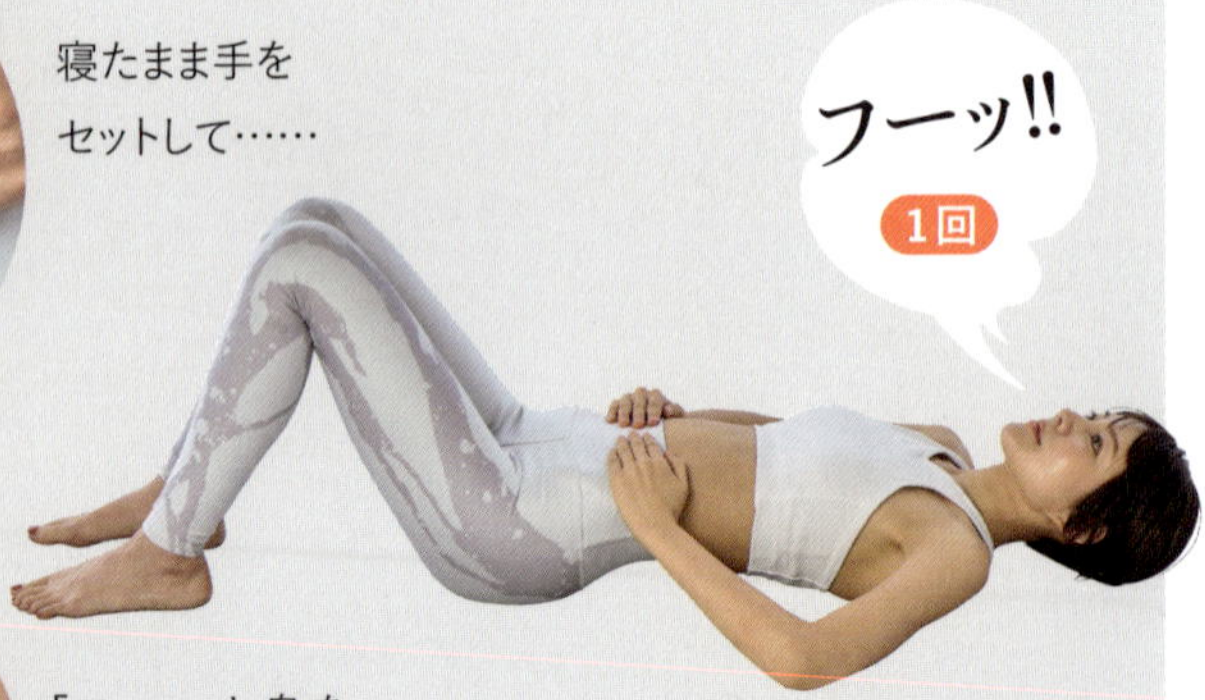

動画も
チェック

座った状態でチェックする

LEVEL 2-1

※「LEVEL2-2」(68ページ)と基本は同じなので、この動画となっている

イスに座って背すじを伸ばし、骨盤が座面に垂直になるように腰を立てて、膝は閉じて身体を安定させます。両手をお腹にあてて、おへそを中心に左右の指先の間が3㎝になるまで近づけます。鼻から息を吸ってからブースト筋に圧を加えて、フッフッフーッと3回に分けて口から息を吐きます。最後の「フーッ」で息を吐き切ります。

お腹があまり凹まず指先がつかなければ、座ったままの状態でブースト筋に圧をかけ、吐く息でお腹を動かす練習から始めつつ、「入門編②」(78ページ)からの開始を勧めます。指先がつけば68ページのLEVEL2-2に進んでください。

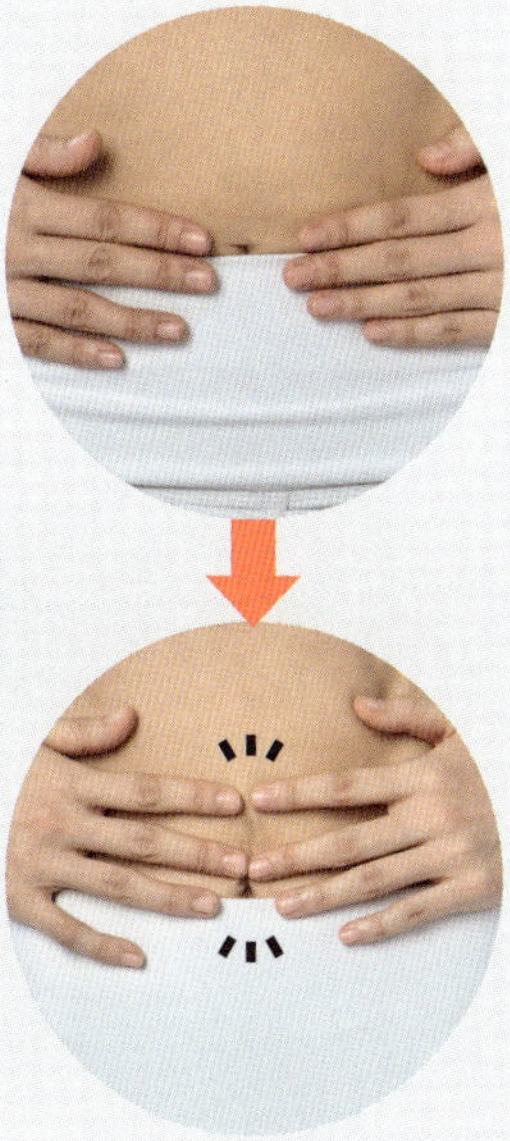

座ったまま手をセットして……

「フッフッフーッ」と息を吐いてお腹をグッと凹ませる!

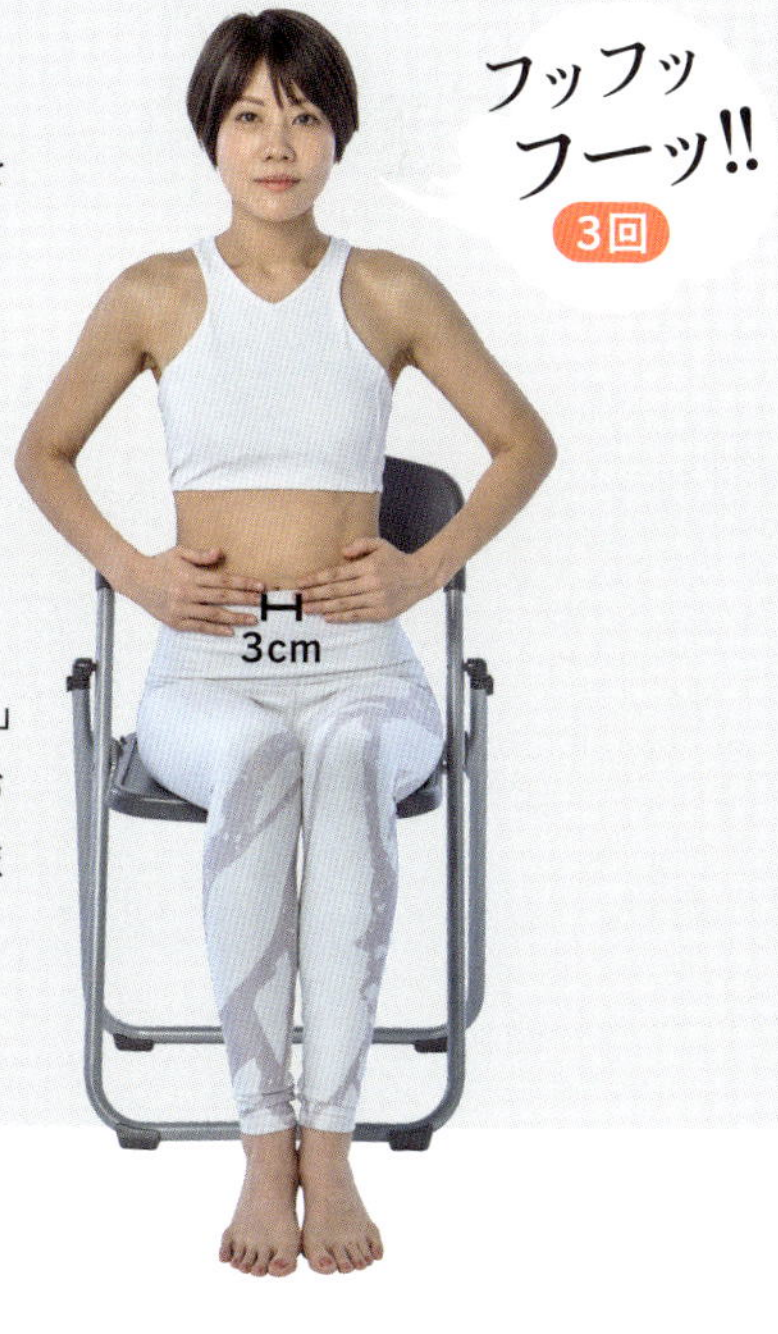

動画もチェック

立った状態でチェックする

LEVEL 2-2

立った状態で、脚を軽く開いて身体を安定させます。両手をお腹にあてて、おへそを中心に左右の指先の間が3㎝になるまで近づけてください。大きく鼻から息を吸ってから、ブースト筋に圧を加えて、フッフッフーッと3回に分けて口から息を吐いていきます。最後の「フーッ」で息を吐き切るイメージで、リズミカルに行ってください。

3回とも息を吐くときにお腹が凹んで両手の指先がつけば、ブースト筋は標準値です。「基本編」（74ページ）から開始がいいでしょう。

お腹があまり凹まず1回でも指先がつかなければ、立った状態でお腹を動かす練習をして「基本編」（74ページ）を。難しければ「入門編②」（78ページ）からを勧めます。

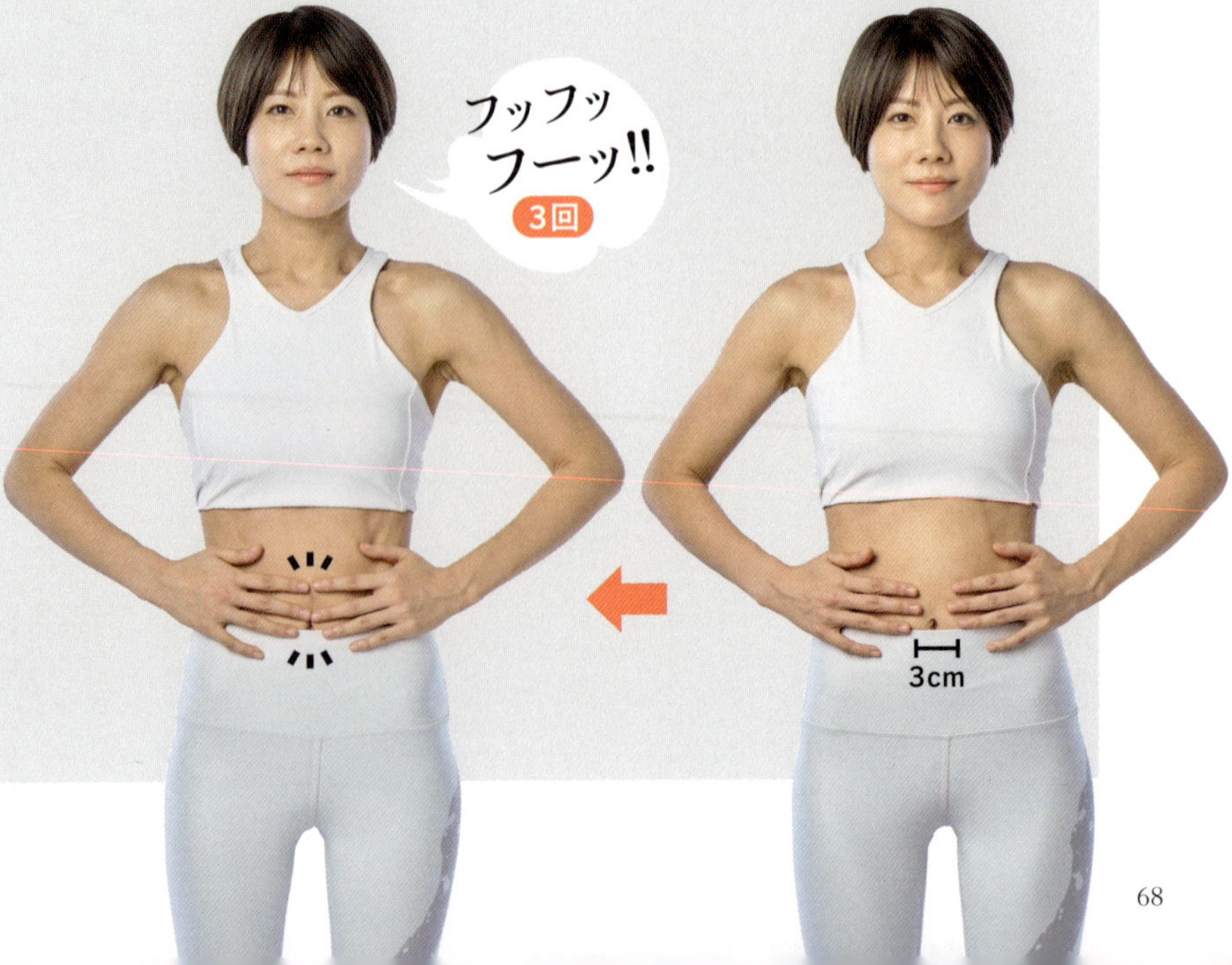

動画も
チェック

LEVEL 3

さらに圧をかけて
チェックする

LEVEL2-2をクリアできたら、立った状態で脚を軽く開いて身体を安定させ、左右の指先の間が7㎝になるようにセット。LEVEL2-2と同じ要領で、今度は7回に分けて息を吐いていきます。1回でも指先がつかなければ、「基本編」(74ページ)で3回息を吐くところから始め、慣れたら7回吐くのに挑戦しましょう。

7回とも指先がつけば、7回吐くのにどんどんチャレンジしてもいいでしょう。

ポーズは「基本編」(74ページ)を推奨しますが、「入門編①」(76ページ)、「入門編②」(78ページ)で7回吐くのもお勧めです。

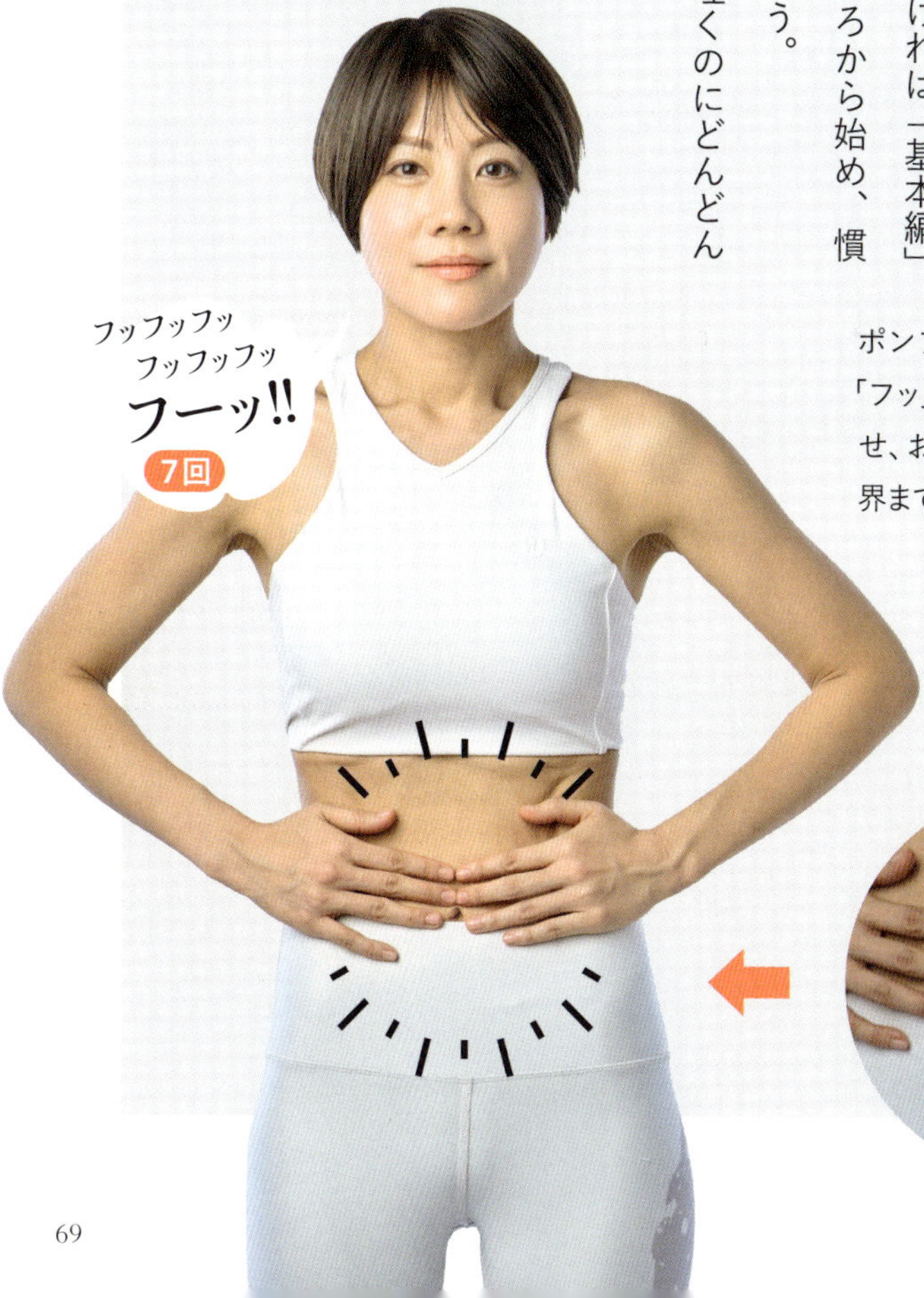

ポンプを収縮させるように「フッ」でお腹をギュッと凹ませ、お腹を絞り切るように限界まで息を吐き出す

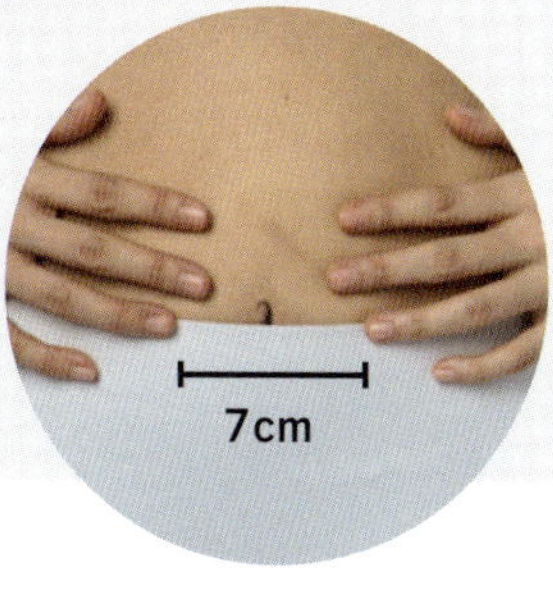

「ブースト筋がうまく動かせない……」はむしろチャンス！

ブースト筋の筋力チェックをやってみて、いかがでしょうか。

「お腹がまったく動かない」「お腹が凹まない」「お腹がつりそう」。直接レクチャーした方から、過去にはこんな声が上がったこともあります。

「自力でお腹が動かせていないような気がするんだけど、大丈夫かな……」

そう思っても大丈夫です！

最初はうまくいかない、思うようにお腹を動かせない、というのはお腹周りの筋力が衰えてしまっている証拠。だからこそ「これから大きく変わる！」という期待を持って、毎日少しずつブーストブレスを続けてみてください。

ブーストブレスがうまくできない（＝筋力が弱い）方こそ、少しずつ続けて筋力をアップしていってほしいと願っています。

大丈夫。

ブースト筋を使えていなかった方こそ、ブーストブレスの継続で大きく変わります。**この「で**

きない」という感覚は「伸びしろ」なんだ、と前向きに捉えましょう！

ちなみに最初からブーストブレスがバッチリできて、効果もバリバリに実感できる方は、ある意味でブーストブレスを必要としないくらい身体ができあがっているのかもしれません。

大切なのは、信じることと、止めないことです。衰えは必ず取り戻せると信じ、効果を実感できるようになるまで諦めずに続けることで、ブーストブレスが「効く」という感覚を必ず得られるようになります。**変化の過程を楽しみながら、焦らずに続けていきましょう。**

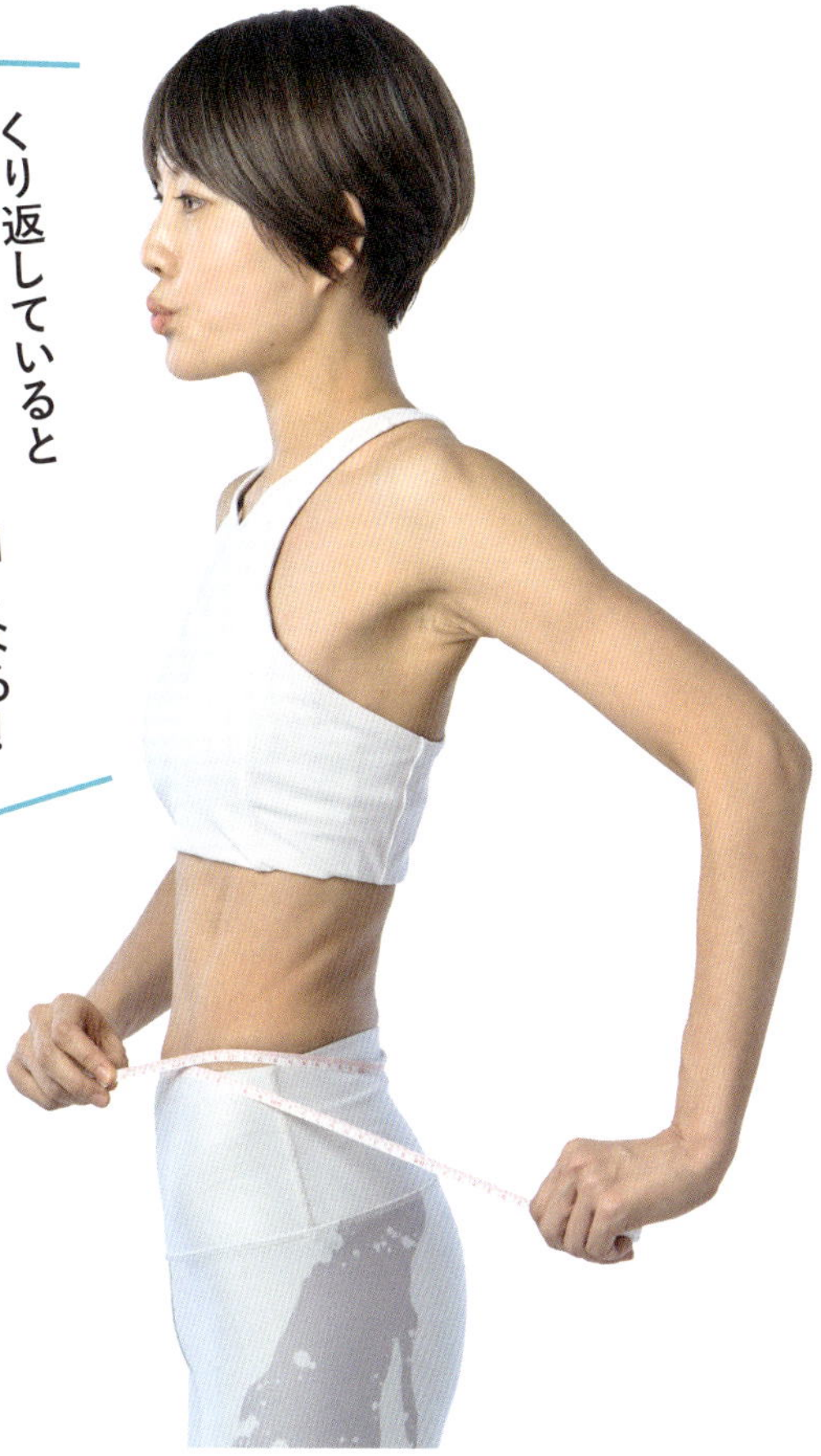

**くり返していると
ウエストがみるみる細くなる！**

Boost Breath

ブーストブレスの基本

本書では、ブースト筋を使いお腹を強く凹ませながら息を吐く動作を、「お腹に圧をかける」と呼びます。

また、「フッフッフーッ」と3回に分けて息を吐く場合を「3圧」、「フッフッフッフッフッフッフーッ」と7回に分けて息を吐く場合を「7圧」と呼ぶことにします。

吸う息は鼻から吸い、吐く息は口から吐くことを鉄則にし、吐く息ではブースト筋を動かすことに全集中してください。

この呼吸に合わせたポンプ収縮運動で、ブースト筋のトレーニングを行います。

とてもシンプルですが、効果は絶大！

横から見るとこんな感じ

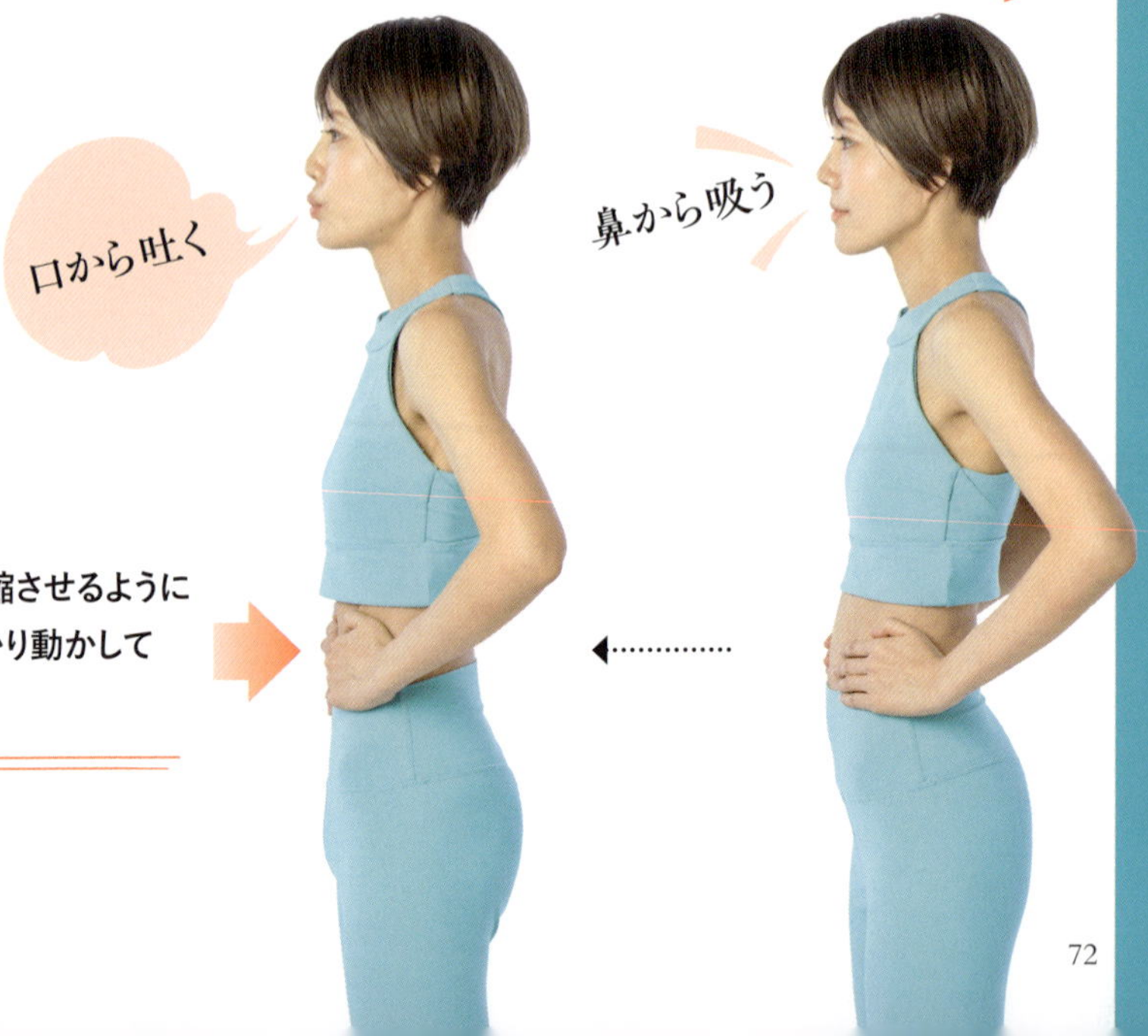

**ポンプを収縮させるように
お腹をしっかり動かして
息を吐く**

これからご紹介するブーストブレスを行うにあたって、**まずは「3圧」から始めてください。くり返し行い、ブースト筋と連動して息を吐く動作のコツがつかめてきたら、「7圧」で同じ動作を行うことにも挑戦しましょう。**

7圧のほうがブースト筋に負荷がかかるので、しっかりトレーニングしたい人はこちらがおすすめです。

ブーストブレスを行うにあたっての注意点としては、息を吸うときにウイルスなどを吸い込まないようにフィルターがある「鼻」を使って吸うこと。吐くときは「口」を使って吐くようにしてください。なお、**食後3時間は避けて、なるべく空腹時に行うようにしましょう。**

“お腹のポンプ運動”で静脈を刺激する

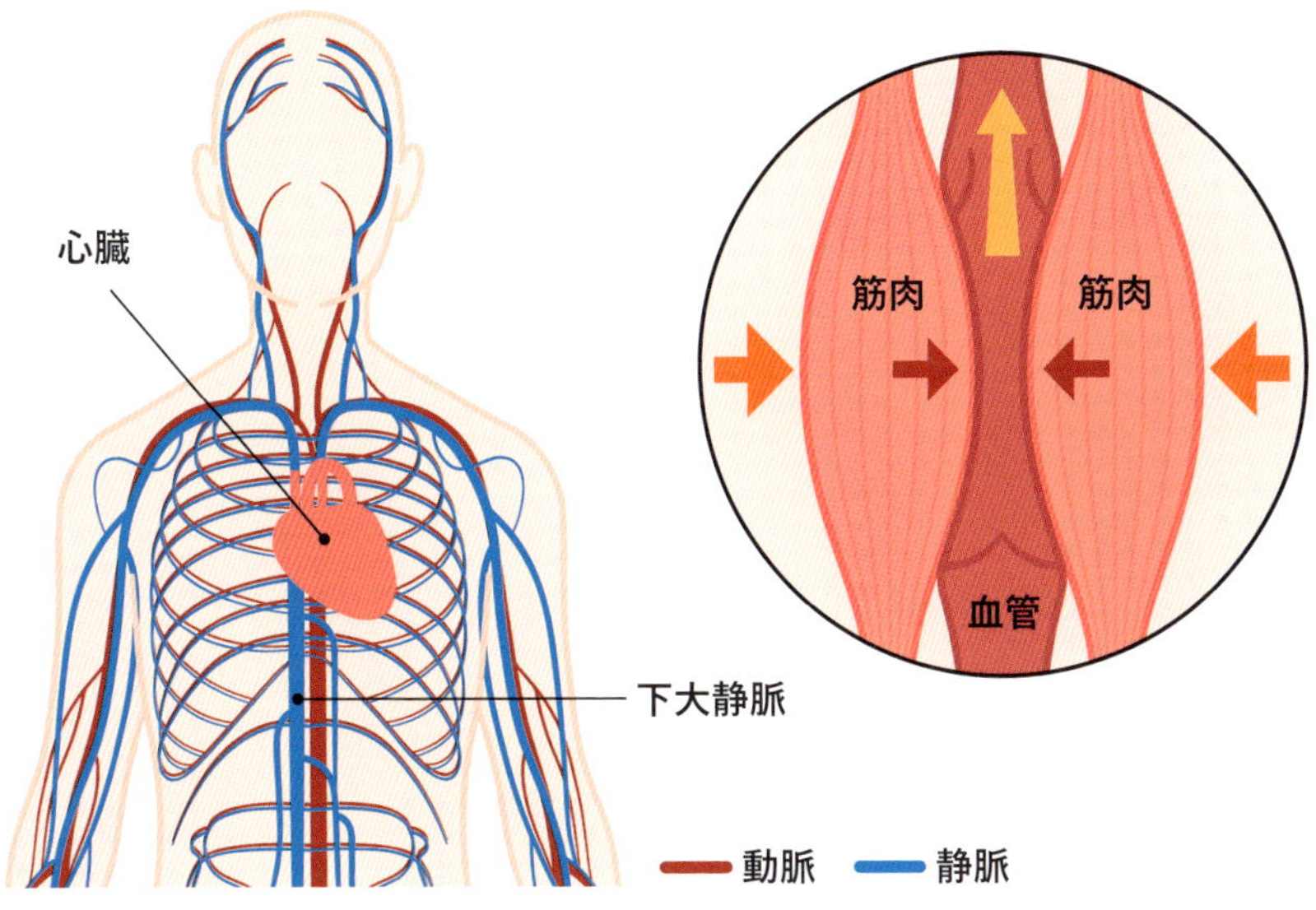

動画もチェック

基本編

立って
ブーストブレス

ブーストブレスの基本となる姿勢は立って行うこちら。立位によって広範囲のブースト筋を使えるからです。後ろページの入門編を行う方も、こちらにもぜひチャレンジしてください。

1 体勢

まっすぐに立つ。直立の正しい姿勢は壁を使うと便利。壁を背にして頭・肩・お尻・ふくらはぎ・かかとの5点が壁に接しているのが理想の体勢。壁と腰の間に手のひら1枚分入る隙間があるか確認する

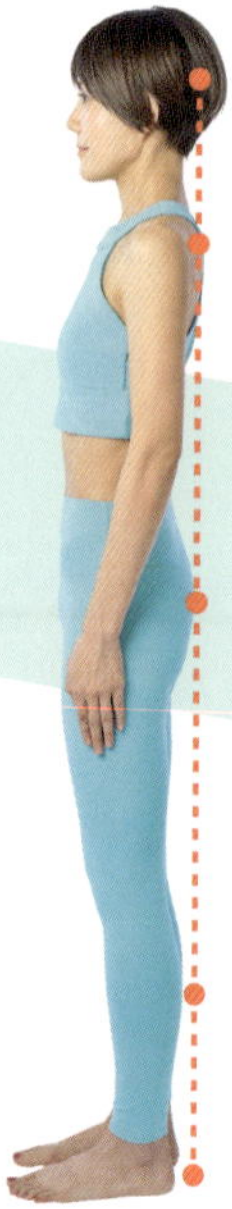

2 クロスレッグでお尻の穴を引き締める

脚をクロスさせて内もも（内転筋）に力を入れる。内転筋は骨盤を支える筋肉の1つ。骨盤が安定すると下腹にも力が入り姿勢が安定する

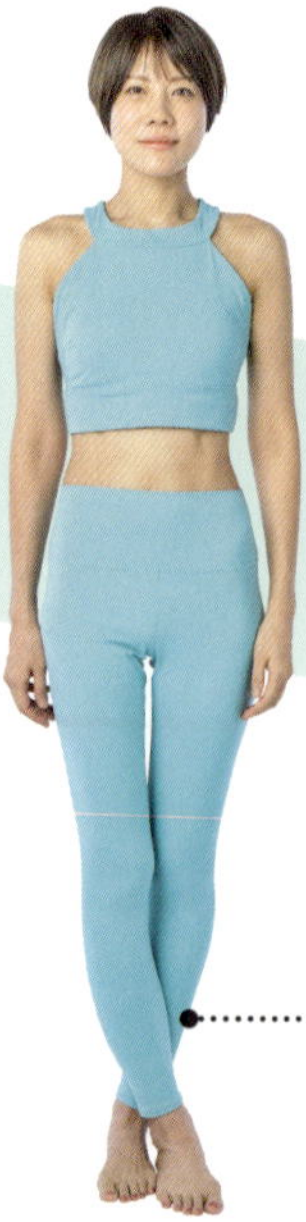

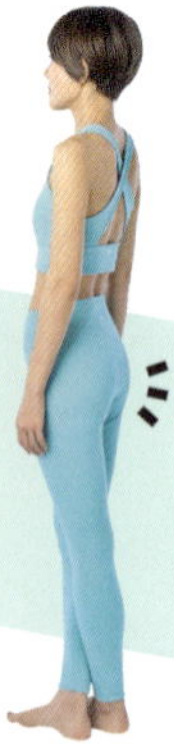

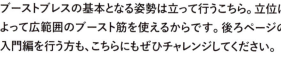

脚をクロスすることで骨盤底筋を含めたブースト筋を鍛えられる！

Point

3圧加えることに慣れてきたら、7圧にもチャレンジしてみよう！

3 手をセットして息を吸う

両手をお腹にあてて、おへそを中心に指先の間が3㎝になるようにセットする。体勢が整ったら、鼻から息を吸って肺に空気を入れる

4 ブースト筋を絞って息を吐く

ブースト筋に圧をかけて、口から「フッフッフーッ」と3圧かけて息を吐き出す。最後の「フーッ」で息を吐き切る

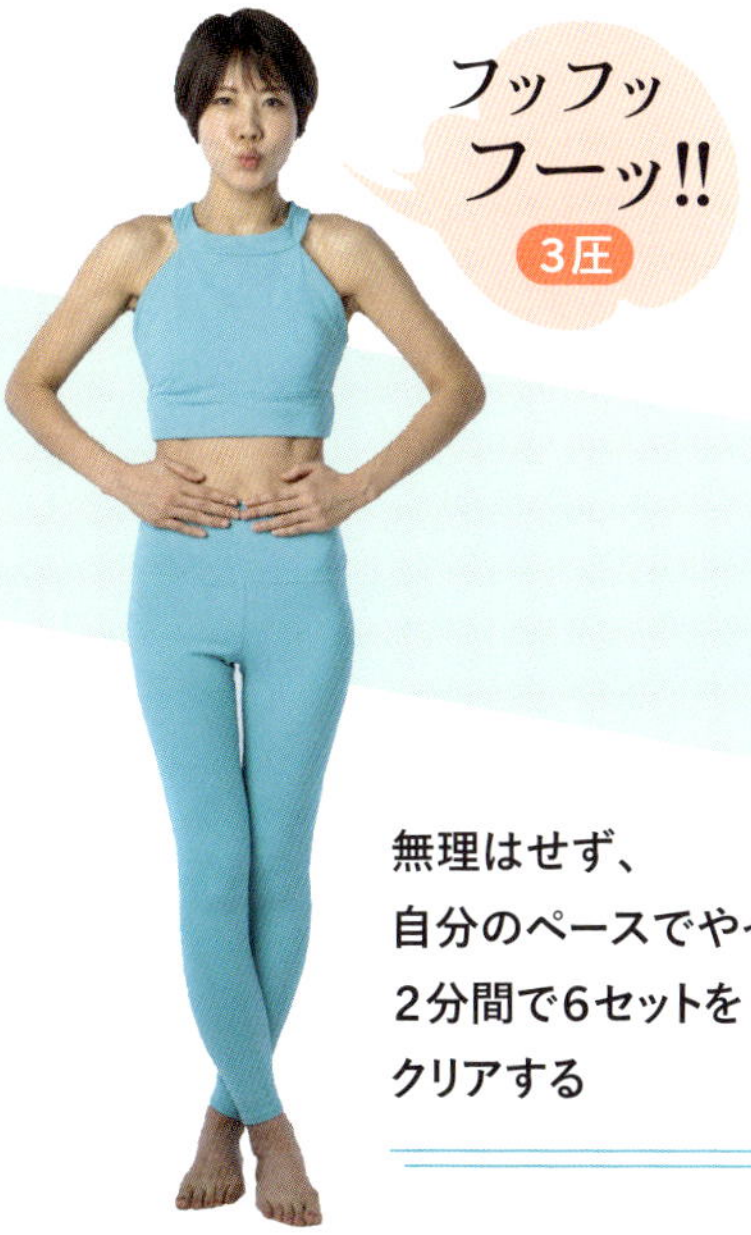

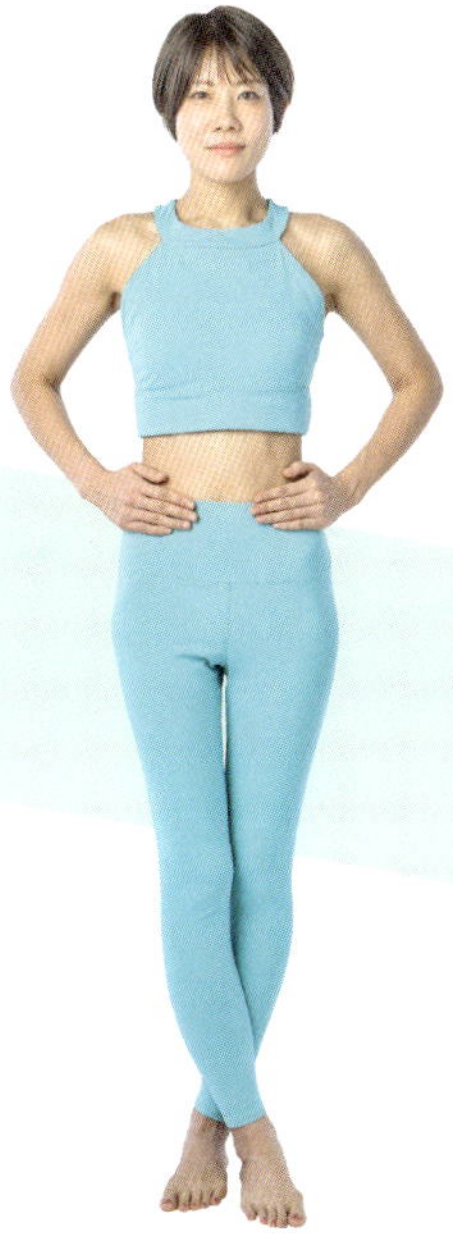

無理はせず、
自分のペースでやって
2分間で6セットを
クリアする

5 「吸って吐く」を20秒間くり返す

「鼻から息を吸い 4 の動作で口から息を吐き出す流れ」を20秒間くり返し行う

6 「20秒×6セット」を2分間くり返す

5 を1セットとし、2分間で6セットくり返し行う。このとき、疲れたら1セット終わったタイミングで休憩を挟んでもOK

動画もチェック

入門編❶

寝たまま ブーストブレス

最も簡単にできるブーストブレスのやり方です。寝たままやるブーストブレスは、重力でお腹が凹みやすく、比較的ラクに行えます。

1 体勢

寝た状態で脚を閉じて、膝を立てる。背中と床の間に手のひらを入れ、腰が少し浮いているのを確認する

内腿に力を入れられるように膝とかかとを揃える

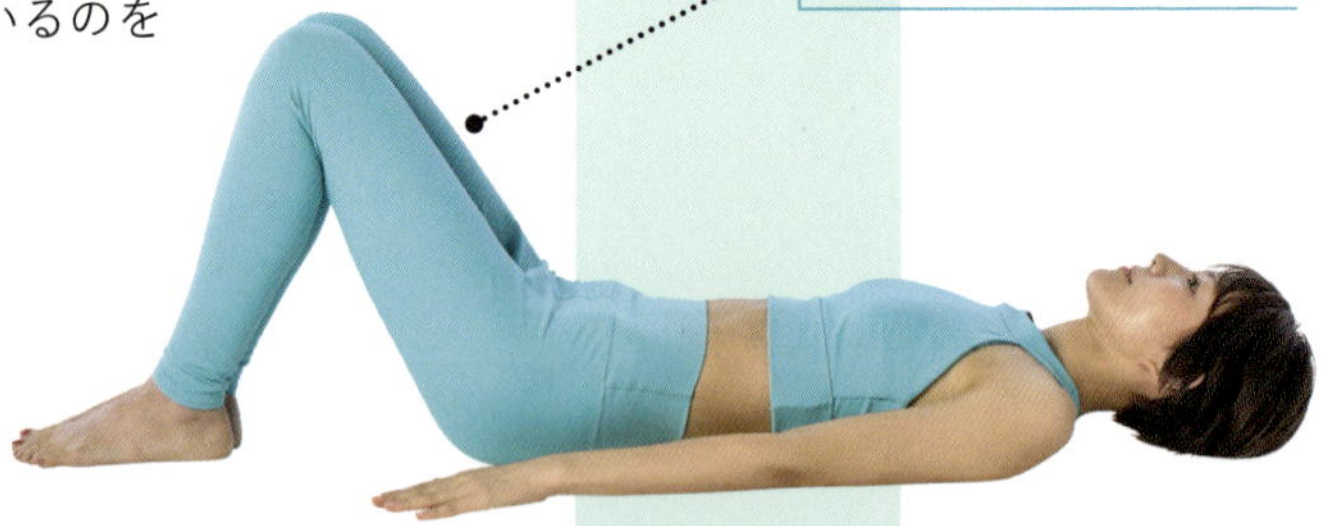

2 手のセット

両手をお腹の上にあてて、おへそを中心に指先と指先の間を3㎝になるまで近づける

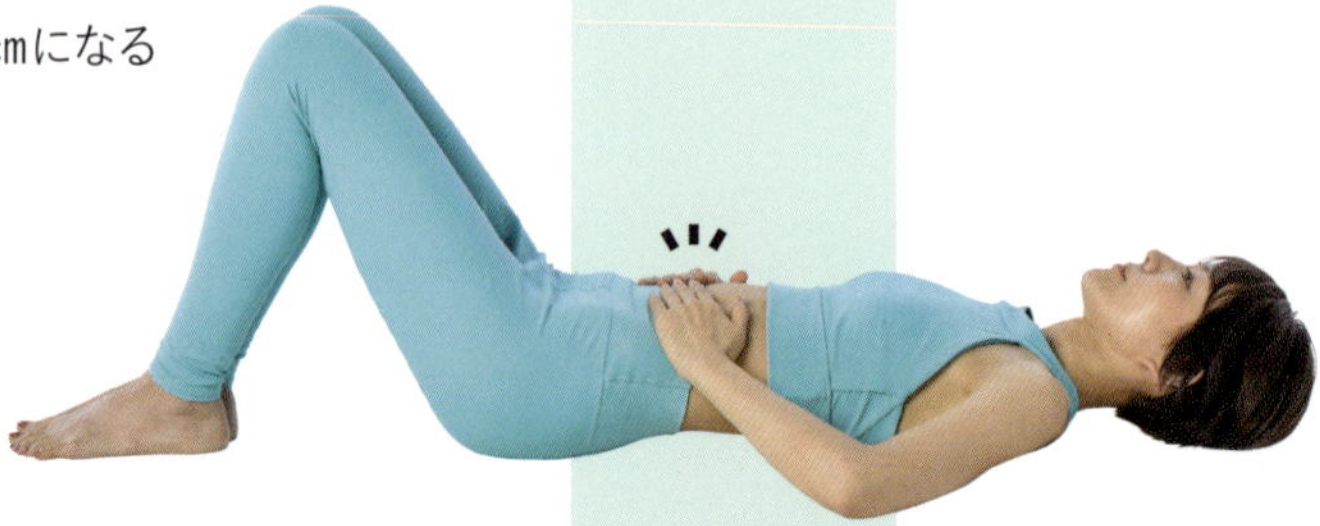

3 息を吸う

口を閉じて鼻から息を吸う。胸を大きく膨らませて肺を空気で満たす

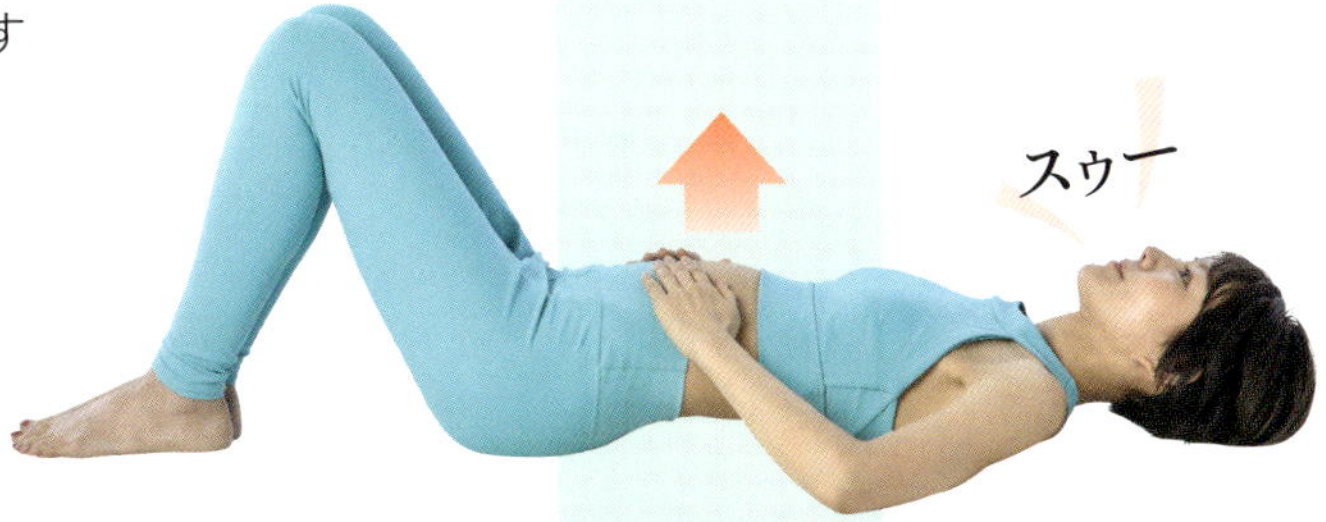
スゥー

4 息を吐く

ブースト筋に圧をかけて、口から息を吐く。ギュッとお腹を凹ませながら、「フッフッフーッ」と3回、短く区切ってリズミカルに息を吐き出す。最後の「フーッ」で息を吐き切る

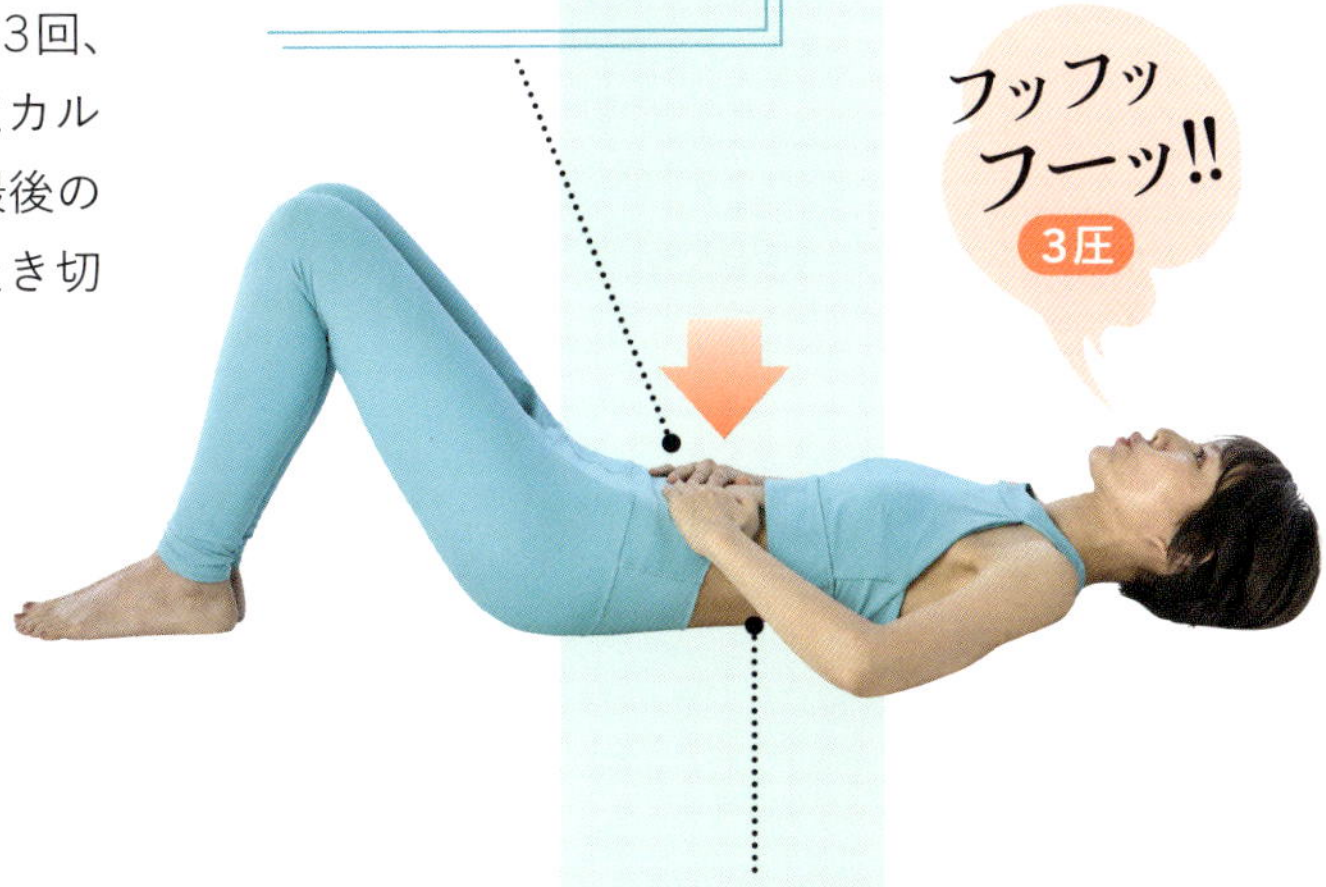
お腹が凹むことによって
指先と指先の間が
くっつくのが理想的
フッフッ
フーッ!!
3圧
「フッ」に合わせて
背中が床につく

5 「吸って吐く」を20秒間くり返す

3に戻って鼻から息を吸い、4の動作で口から息を吐き出す。3→4の流れを1セットとし、20秒間くり返し行う

動画も
チェック

入門編❷

座って ブーストブレス

座った状態で行うブーストブレスは、寝た状態よりもブースト筋に負荷をかけられます。立って行う基本編よりはラクに行え、お腹の動きに集中できます。

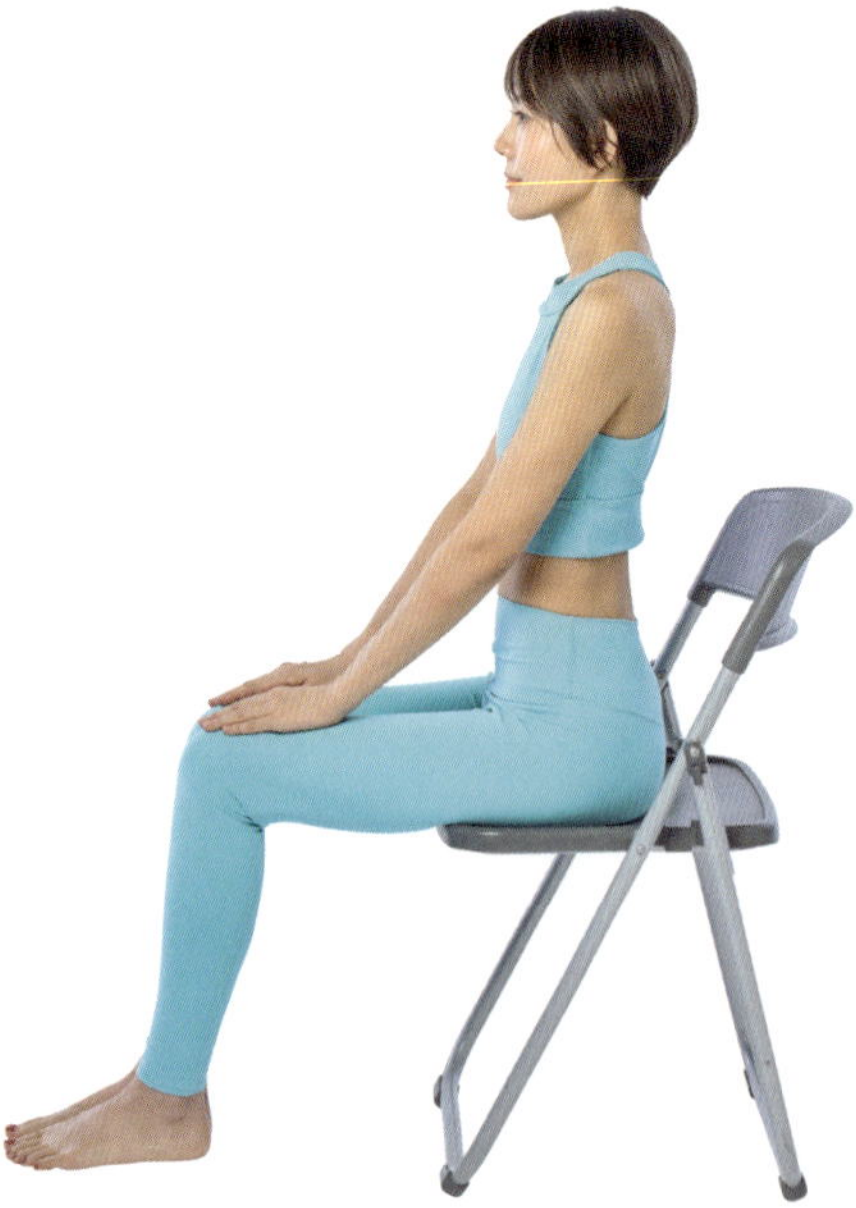

1 体勢

イスに少し浅めに腰かけて膝を閉じ、背筋を伸ばす。骨盤が座面に垂直になるようにする。膝とかかとは揃える。膝を押し合うことで、骨盤底筋を含めたブースト筋をさらに鍛えられる！

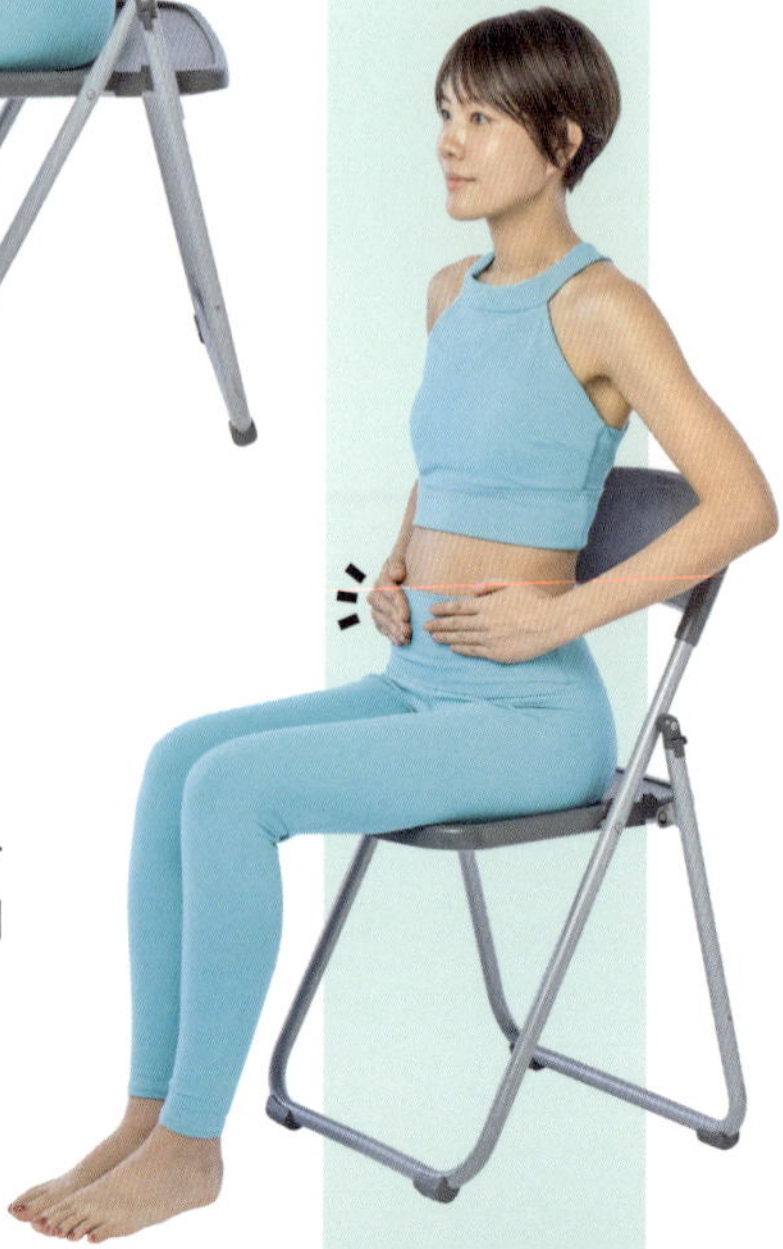

2 手のセット

両手をお腹にあてて、おへそを中心に指先と指先の間を3㎝になるまで近づける

3 息を吸う

口を閉じて鼻から息を吸う。胸部を大きくするイメージで肺を空気で満たす

4 息を吐く

ブースト筋に圧をかけて、口から息を吐く。ギュッとお腹を凹ませながら、「フッフッフーッ」と3回、短く区切ってリズミカルに息を吐き出す。最後の「フーッ」で息を吐き切る

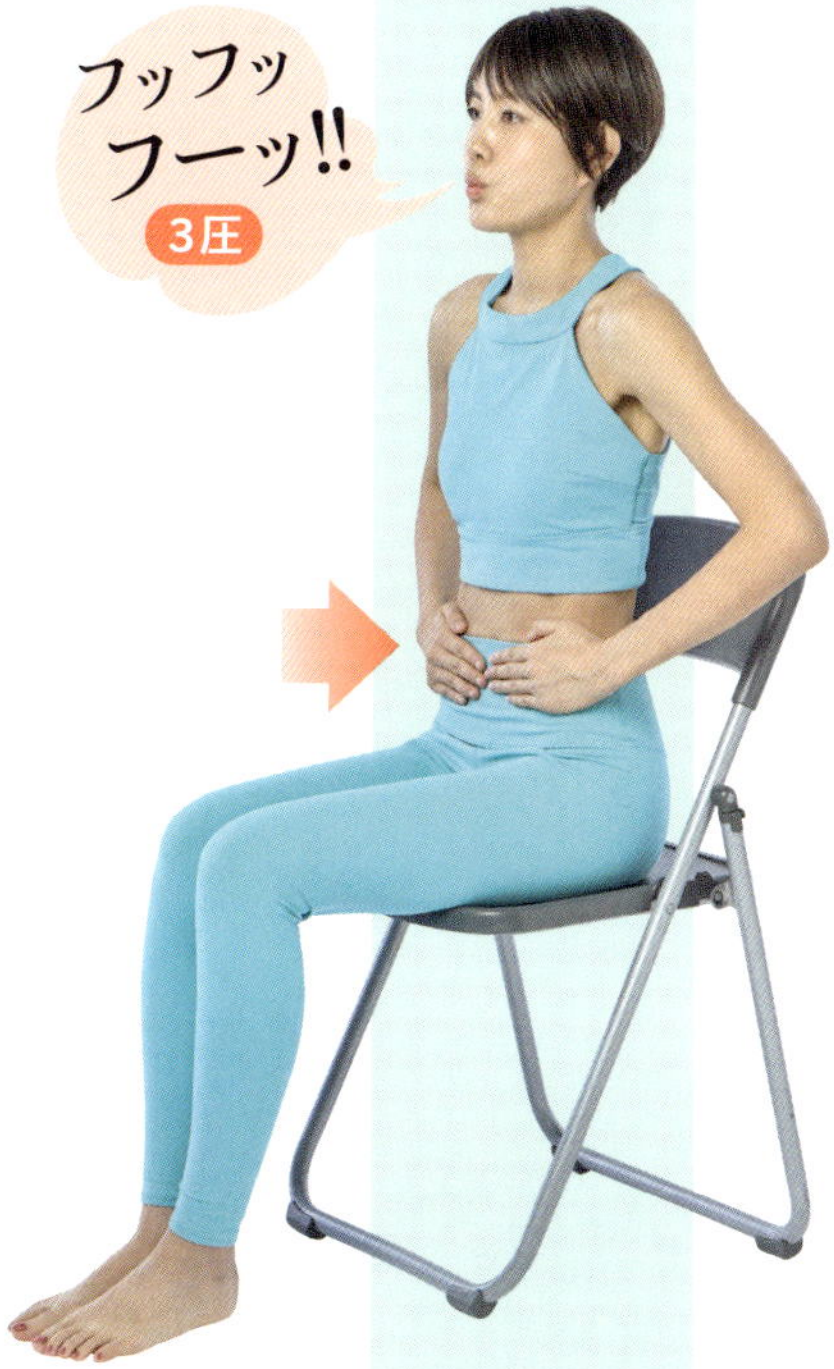

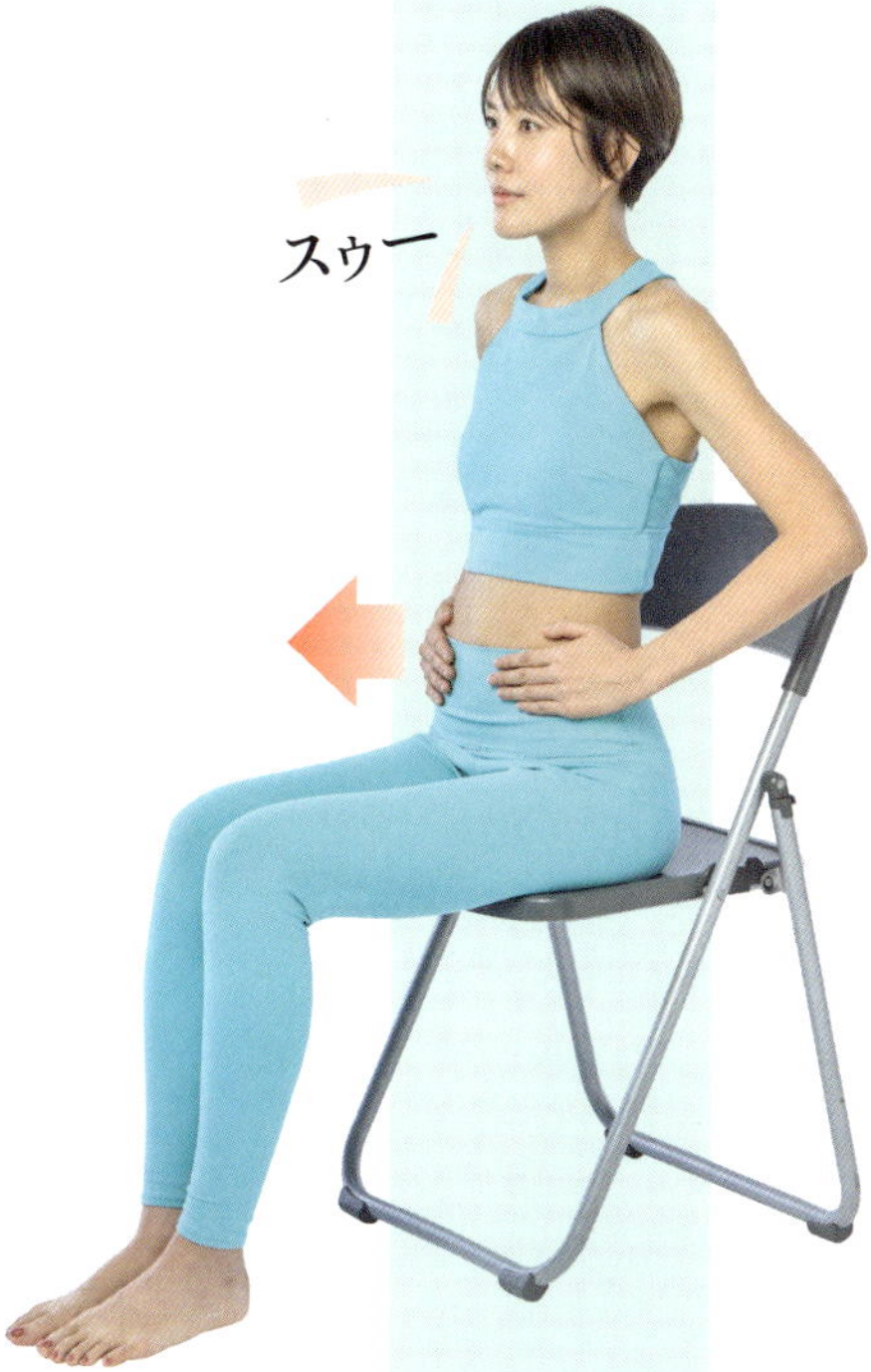

5 「吸って吐く」を20秒間くり返す

3に戻って鼻から息を吸い、4の動作で口から息を吐き出す。3→4の流れを1セットとし、20秒間くり返し行う

動画も
チェック

上級編

ブーストスクワット

スクワットにブーストブレスをかけ合わせたブーストスクワットは、脚腰の強化だけでなくブースト筋も同時に鍛えられる上級者向けのトレーニングです。

1 体勢

両脚の間隔を約1m開いて立つ。背筋を伸ばして体勢を整え、手を腰にあてる。鼻から息を吸って、肺に空気を入れたらスタート

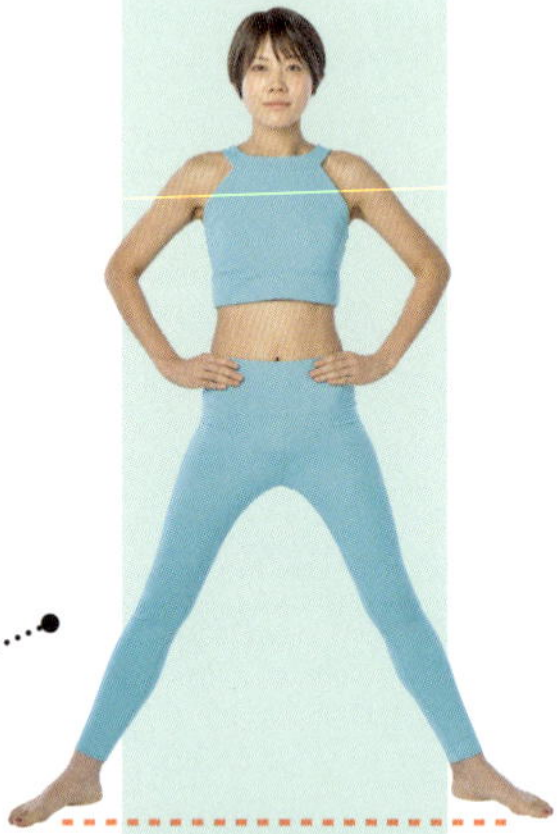

つま先と膝は45度くらい外向きに

1m

2 吐く息で上体を下げる

ブーストブレスの「フッ」っと口から息を吐くタイミングに合わせて、素早く腰を下ろす。ブースト筋に圧を加えると同時に、太ももや骨盤周りの筋肉もしっかり使って脚を踏ん張る

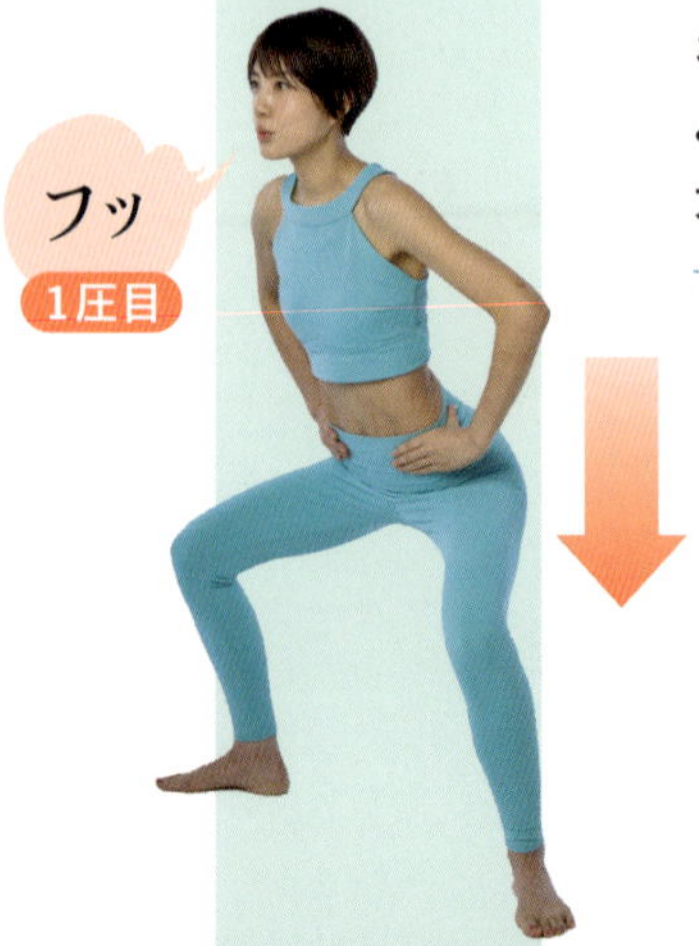

お尻を突き出すようにして大臀筋も使う

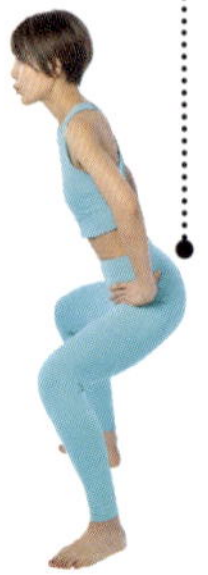

Point
2 〜 6 をワンセットとして1分間くり返し行う。
3圧に慣れたら7圧にも挑戦してみよう！

3 上体を戻す

吐いた息のまま腰を上げて元に戻す

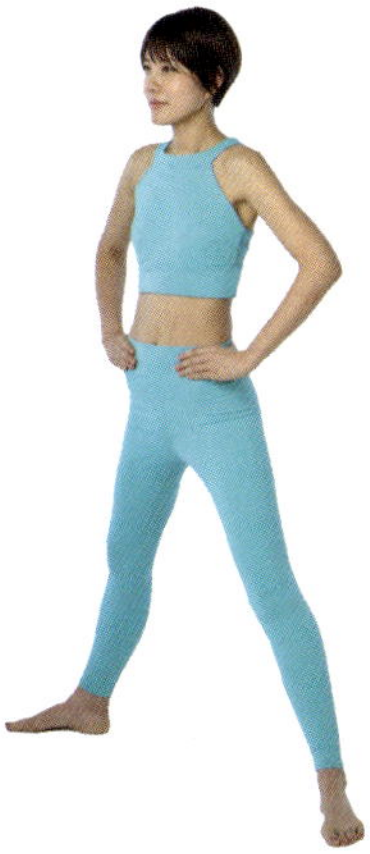

4 吐く息で上体を下げる

2 と同様に、「フッ」と2圧目をかけるのと同時に素早く腰を下ろす

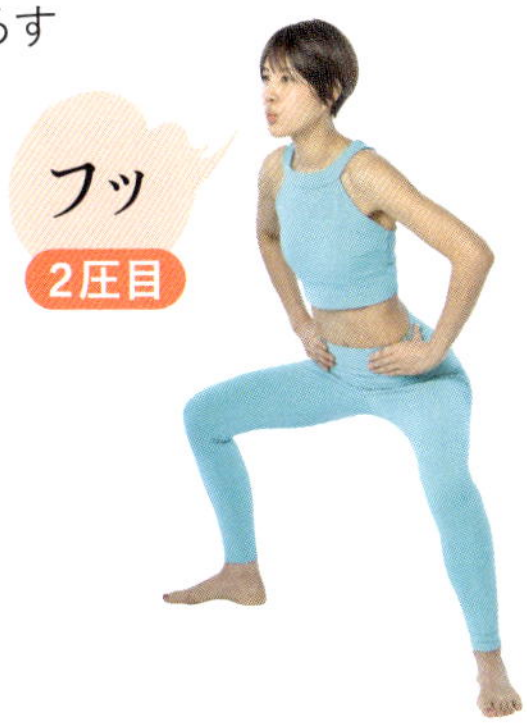

5 上体を戻す

3 と同様に吐いた息のまま腰を上げて元に戻す

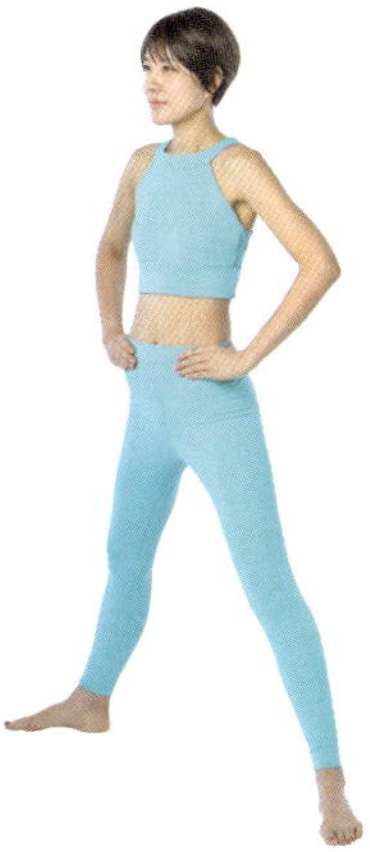

6 吐く息で限界まで膝を曲げる

3圧目で「フーッ」っと息を吐き切ると同時に、さらに深く腰を下ろす。限界まで吐き切ったら、腰を上げて元に戻しながら大きく息を吸う

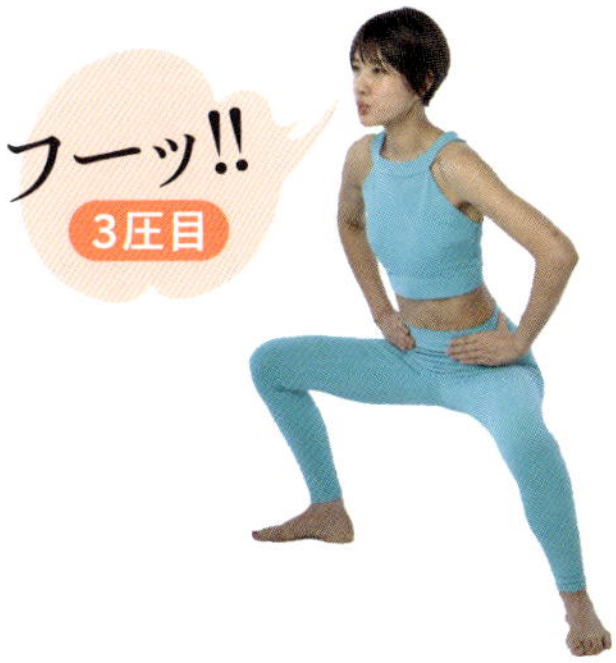

動画も
チェック

寝ながら

中級編

ブーストスクワット

腰を動かしにくい方は、難易度が低めの寝たままできるブーストスクワットを試してみてください。

1 体勢

寝た体勢で膝を立てて腰幅より広く開く。両足のつま先は45度外側に向ける

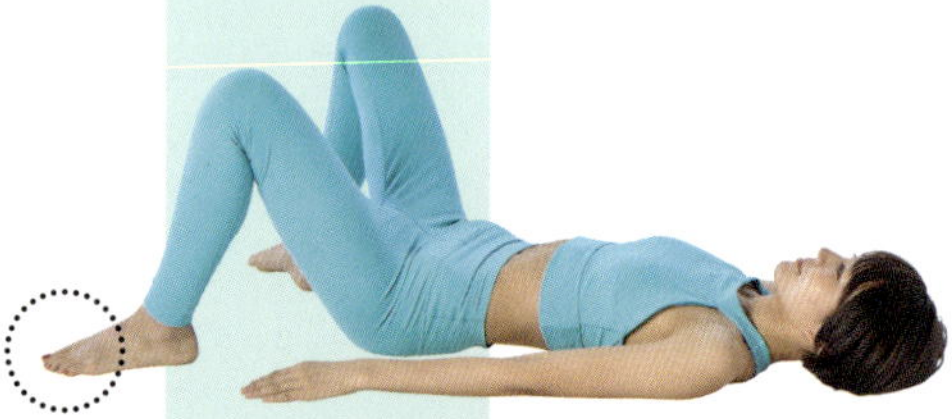

45度

2 膝を引き寄せる

立てた膝を手で持って、脚を開いたまま胸の方向にグッと引き寄せる。足の裏は天井に向いた状態にする。引き寄せたら脚はそのまま、両手は床につけて体勢を安定させてスタート

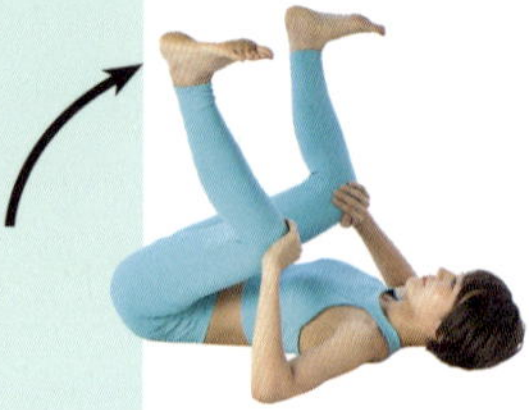

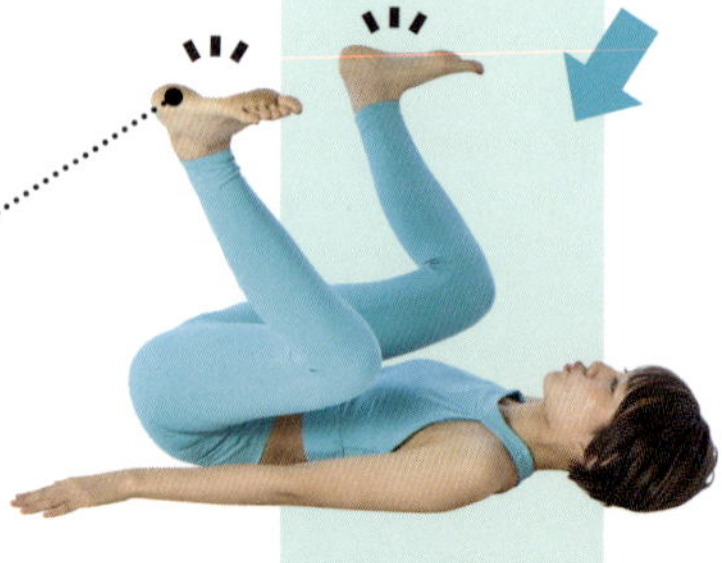

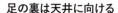

足の裏は天井に向ける

Point
4～6の動作をワンセットとして1分間くり返し行う。
3圧に慣れたら7圧にも挑戦してみよう！

3 膝を伸ばす

鼻から息を吸いながら、天井に向かって蹴るように膝を伸ばす。膝を伸ばし切ることが難しい場合は無理はせず、できる範囲で伸ばせばOK

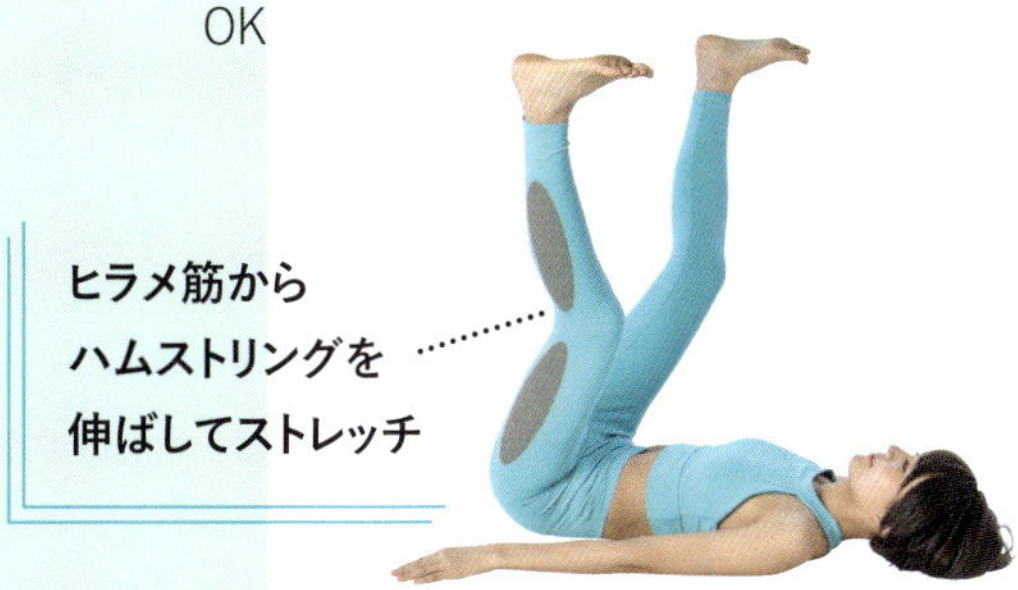
ヒラメ筋から
ハムストリングを
伸ばしてストレッチ

4 吐く息で膝を引き寄せる

ブースト筋を使って「フッ」っと口からひと息吐くタイミングに合わせて、素早く膝を引き寄せる

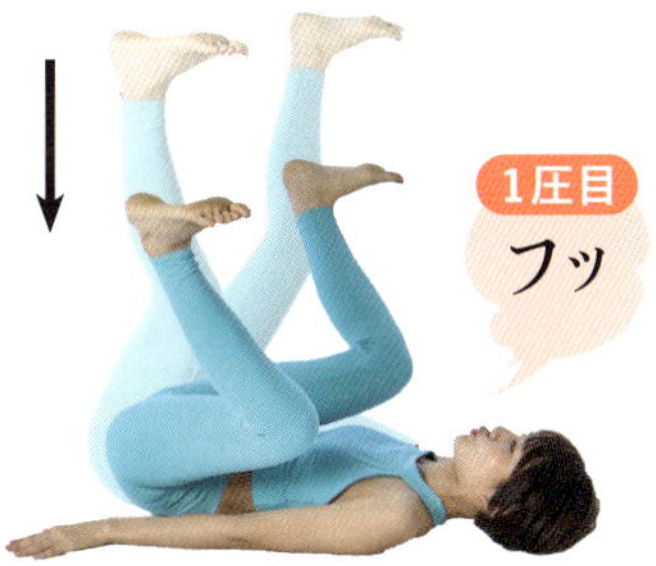
1圧目
フッ

5 吐く息で膝を引き寄せる

吐いた息のまま膝を伸ばし、4と同様に、「フッ」っと口から吐く息に合わせて素早く膝を引き寄せて、吐いた息のまま膝を伸ばす

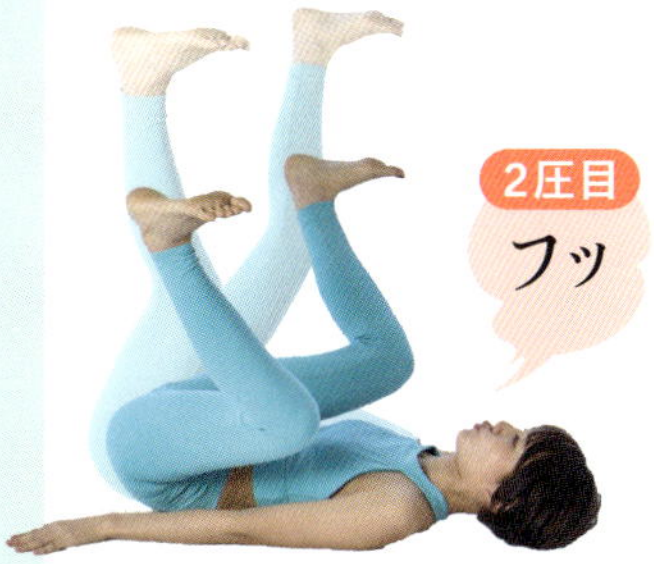
2圧目
フッ

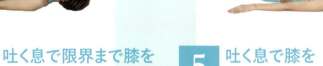

6 吐く息で限界まで膝を引き寄せて吸う息で戻す

3圧目で「フーッ」っと息を吐き切ると同時に、さらに深く膝を引き寄せる。限界まで吐き切ったら、膝を伸ばしながら鼻から大きく息を吸う

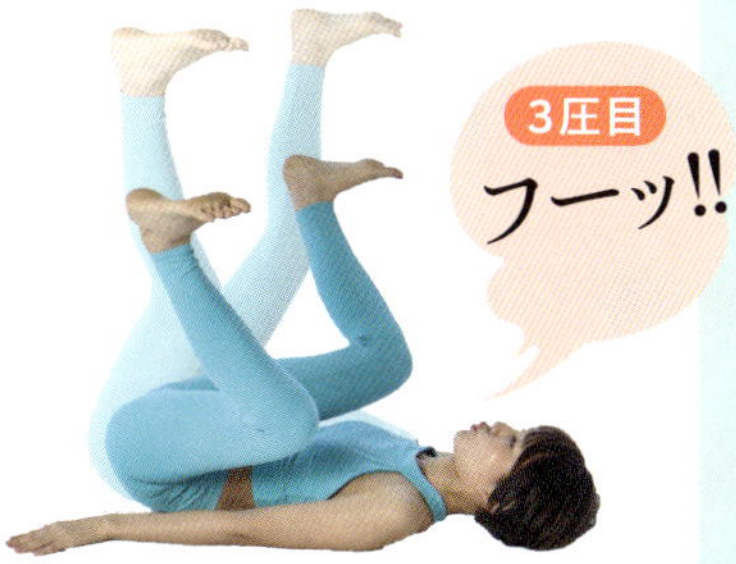
3圧目
フーッ!!

低体温に終止符を

体温の低さに悩んでさまざまな方法を試したものの、なかなかうまくいかなかった、そんな経験をお持ちの方も多いのではないでしょうか。運動は続かず、食事改善も難しく、これまでの方法に半信半疑だった方もいらっしゃるでしょう。

でも、もう大丈夫です。

ブーストブレスなら、たった20秒から始められます。

寝ながらでも、立ちながらでも、場所を選ばず実践できるのです。

まずは1週間、試してみてください。

正しくお腹の筋肉を使える方なら、たった1週間でも身体の変化を感じられるはずです。

筋力に自信がない方も、続けているうちに「あれ？ なんだか身体が違う」と、小さな変化に気づくはずです。

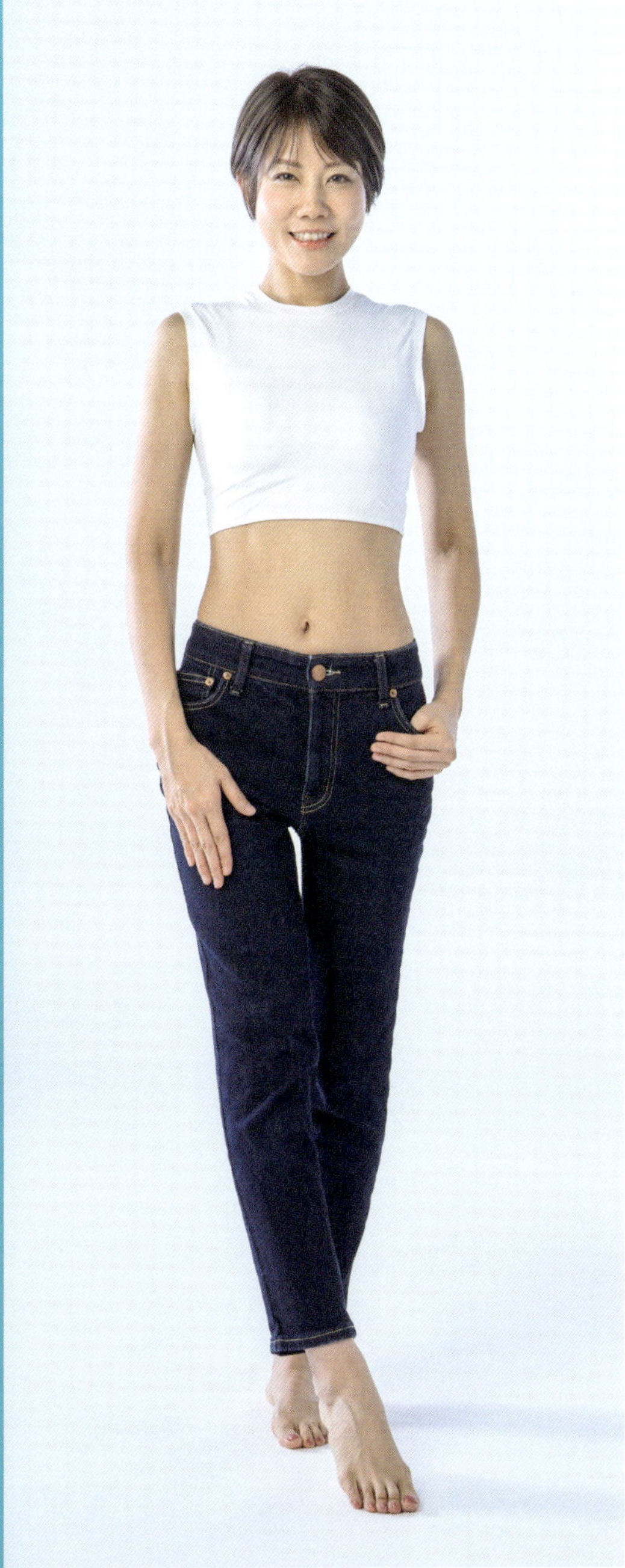

筋肉は年齢に関係なく、使えば必ず応えてくれる素直なあなたの味方です。ブースト筋を意識して動かす、その小さな一歩から、確実な変化が始まります。

そして1週間後に些細な変化に気づくことができたら、今度は1カ月。自分のペースで続けてみてください。1カ月後には今より健康的で、活力に満ちた朝を迎えている自分に出会えるはずです。

低体温に悩む毎日に今日で終止符を。新しいあなたの人生は、たった20秒から始まります。

Chapter 4

体温と血流が
いっそうアップ!

「ブーストブレス」
応用編

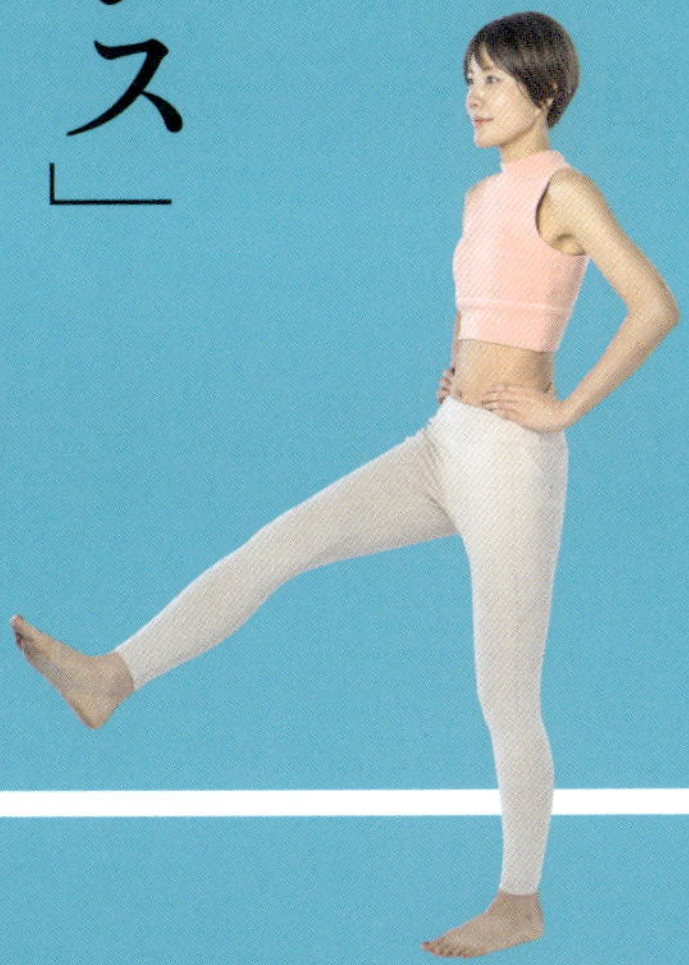

「ながら」ブーストは最強！

「健康のために新しいことを始めよう！」

そう意気込んで始めても、続かずに挫折した経験はありませんか？

どんなに素晴らしい健康法でも、三日坊主では意味がありません。

実は、新しいことが続かない最大の理由は、「時間をわざわざ作らなければならない」というプレッシャーです。「今日もやらなきゃ……」という気持ちが負担になり、少しでもサボってしまうと、続かなくなるのが現実です。


でも、心配はいりません。

コツは「新しいことを始める」のではなく、「いつもの動作にちょっとつけ足す」こと。

考えてみてください。私たちが毎日必ずしていること、それは「歩く」ことではないでしょうか？

家の中で歩く、通勤で歩く、買い物で歩く……。

こうした**普段の歩行にブーストブレスを組み合わせるだけで十分**なのです。

掃除機をかけながら、洗濯物を干しながら、どんな家事のときでも簡単に実践できます。

実際、ブーストブレスを長く続けている人の多くが、この歩く動作に「ながら」ブーストを取り入れているのです。特別な時間を取る必要はありません。

いつもの動作に少し意識を加えるだけで、不思議と「もっとやってみたい！」という気持ちが自然に湧いてきます。「やらなきゃ……」から「やりたい！」へと変化するのです。


この章では、さらに体温を高める応用的なテクニックをご紹介します。日常動作に取り入れることで、効果をより引き出せる実践的な方法です。

あなたも今日から、いつもの何気ない動作に、体温を上げるための意識をプラスしてみましょう！

動画も
チェック

応用編❶

ブーストウォークをやってみよう

脚の筋肉や関節をしっかり使って歩けば、下大静脈が刺激され血行が促されます。次の歩き方を参考にしてブーストブレスと組み合わせて、「歩きながら体温アップ」を目指しましょう。

1 体勢

身体の中心に大静脈が通っていることを意識して、上半身が前に倒れないように重心を気持ち後ろに置く。みぞおちから脚が生えているイメージを持つと脚を大きく動かせるようになる

2 腕を後ろに引いて踏み出す

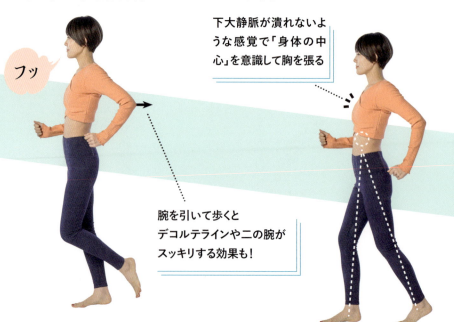

左右の手は、一般的なウオーキングのように前後に大きく振らない。肩が前に倒れないように、二の腕を交互に後ろへ後ろへと引くように動かす。片方の二の腕を引きながら、膝を上げて一歩を踏み出す

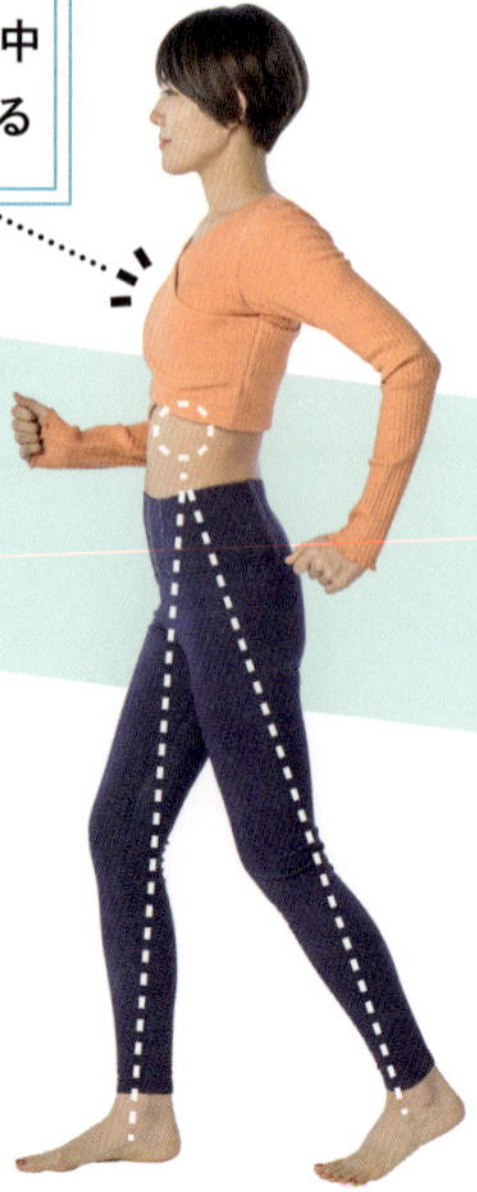
下大静脈が潰れないような感覚で「身体の中心」を意識して胸を張る

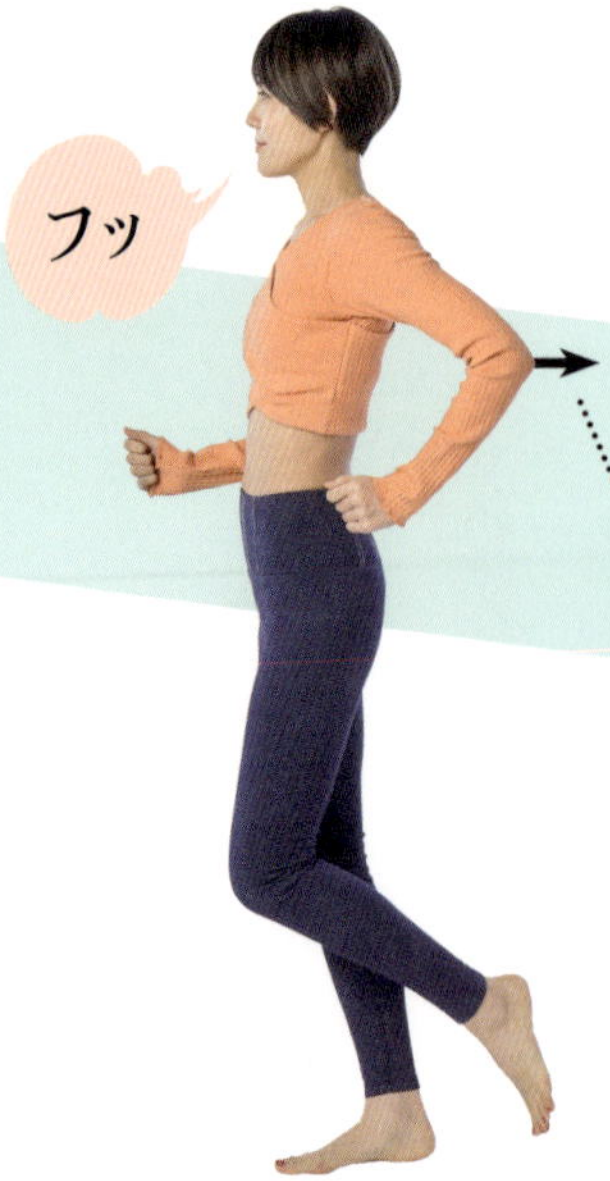
腕を引いて歩くとデコルテラインや二の腕がスッキリする効果も!

Point
ブーストブレスは脚の運びに合わせて自分のタイミングで適宜行う。20分以上がお勧め。3圧に慣れたら7圧にも挑戦してみよう！

3 かかとで着地してすぐに重心移動

前に出した脚は膝を伸ばして、かかとで着地する。そしてかかとから足先へと重心を移す。重心移動のポイントは、足の裏全体を地面にベタっとつけないこと。かかとが地面に接したら、素早くつま先へ重心移動する

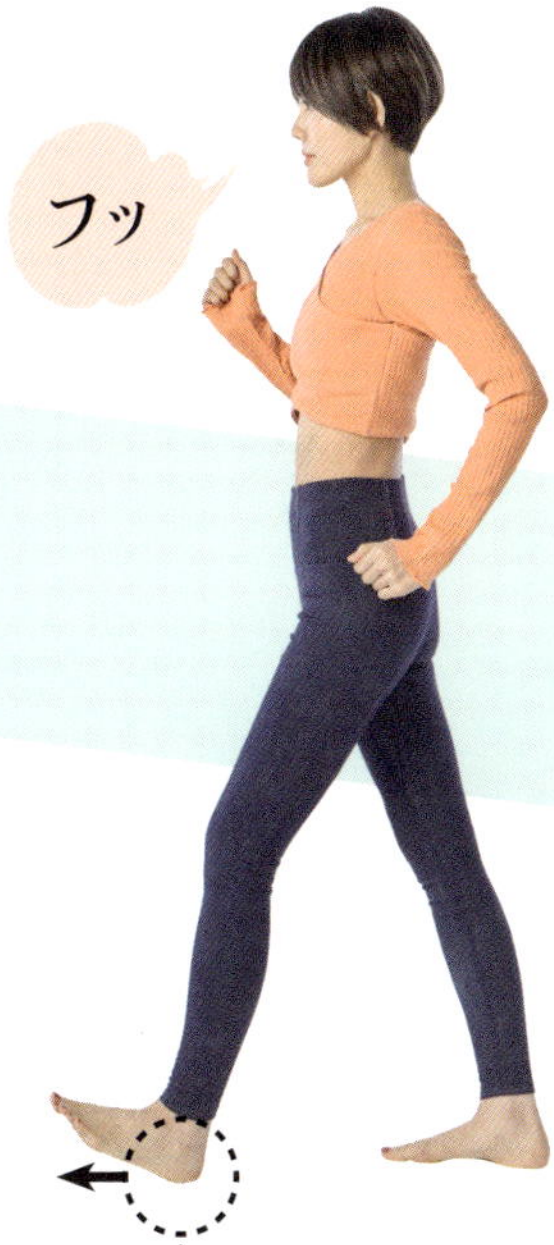

足先から着地する気持ちで脚を運ぶとイイ感じ♪

4 親指に力を込めて地面を弾く

足の親指にぐっと力を入れて踏み込み、足先を地面から弾くようにして、つま先で地面を軽く蹴り上げる。常に片脚は地面についた状態をキープしながら、広い歩幅でやや速めに歩くようにする

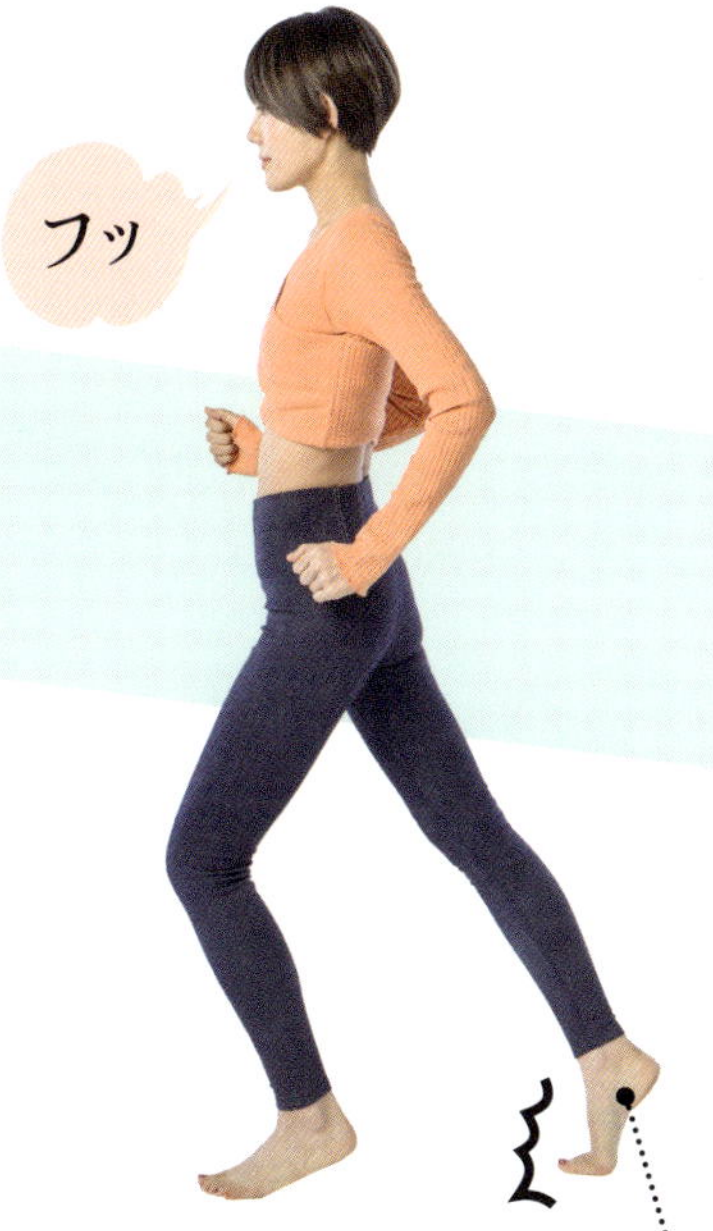

つま先を弾くときは足首の関節を動かすようにする

動画も
チェック

応用編❷

膝パタンとストレッチをやってみよう

ブーストブレスをくり返すうちに“深い呼吸”ができるようになります。お腹周りをほぐすストレッチをしながら深い呼吸をあわせれば、ストレッチも効果が上がります。

1 体勢

仰向けになって膝を閉じて立て、両手は手のひらを下に身体から離した状態で床につく

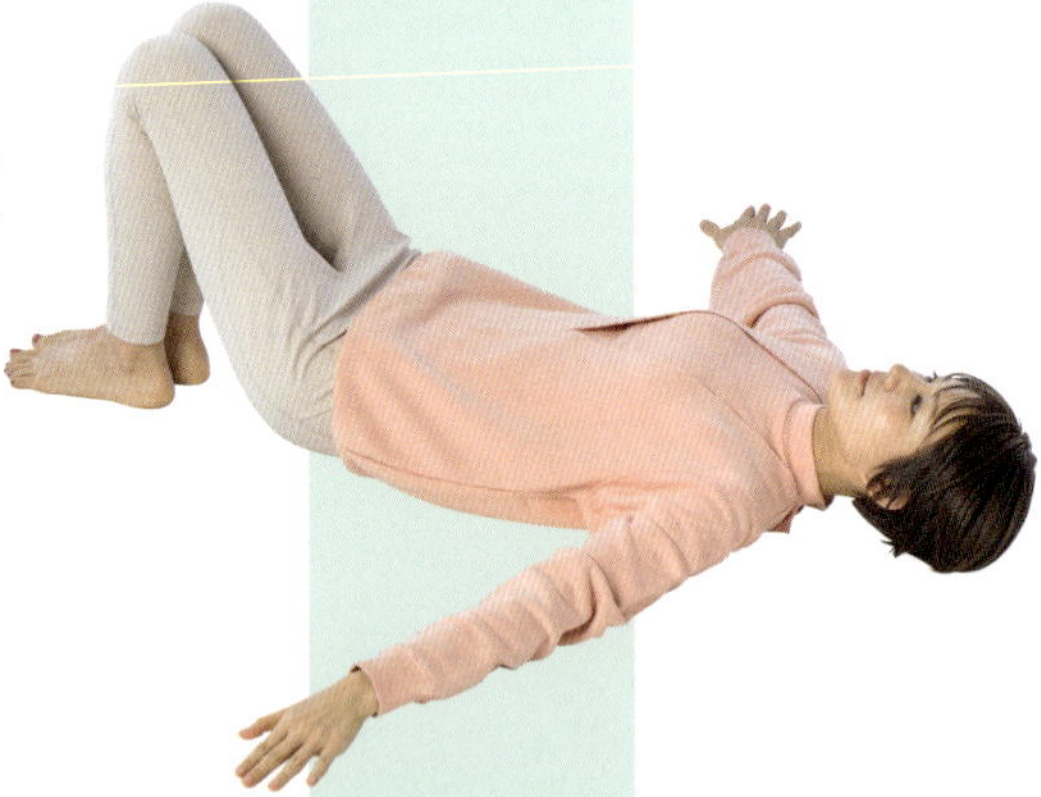

2 腰をひねって膝を倒す

両足のかかとを揃えたまま片側に両膝をゆっくりと倒す。このとき反対の肩が浮きやすくなるので、なるべく床から離さないように下方向に戻すようにする

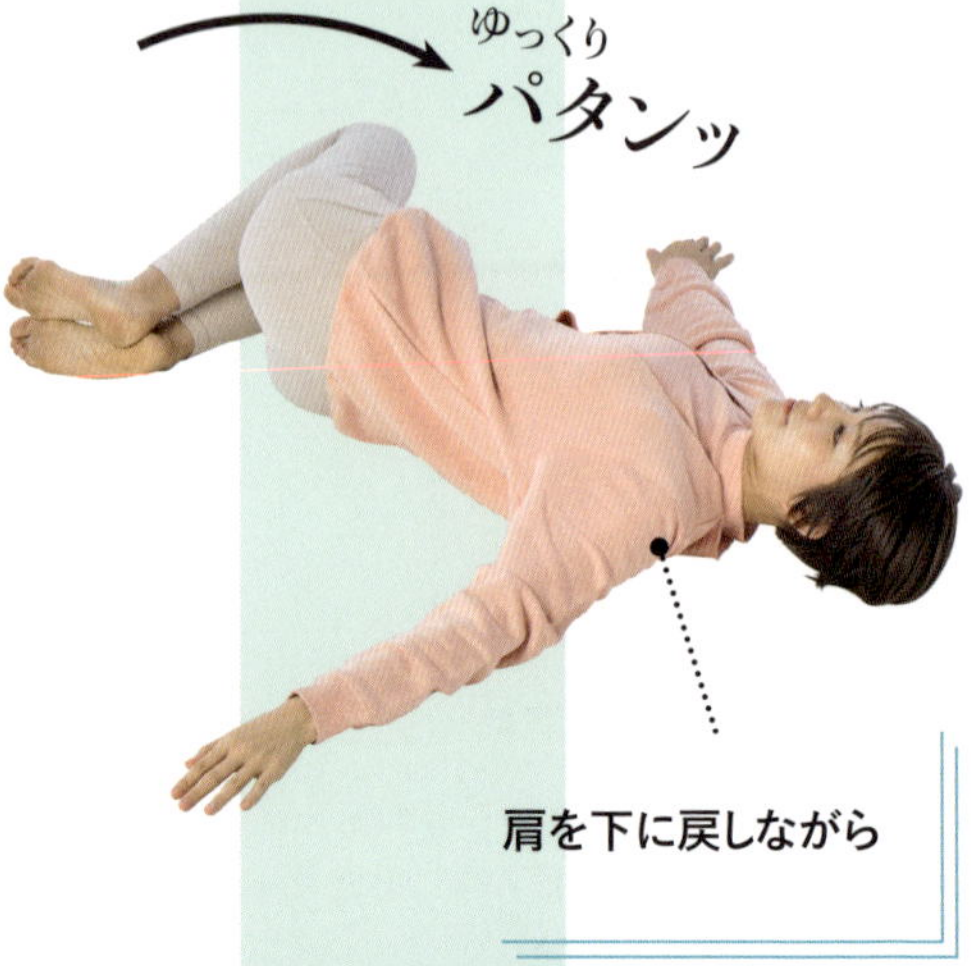

肩を下に戻しながら

3 反対側に膝を倒す

反対側も同様に、かかとを揃えたままゆっくりと膝を倒す。反対の肩が浮かないように下へ戻しながら、お腹をギュッとひねる

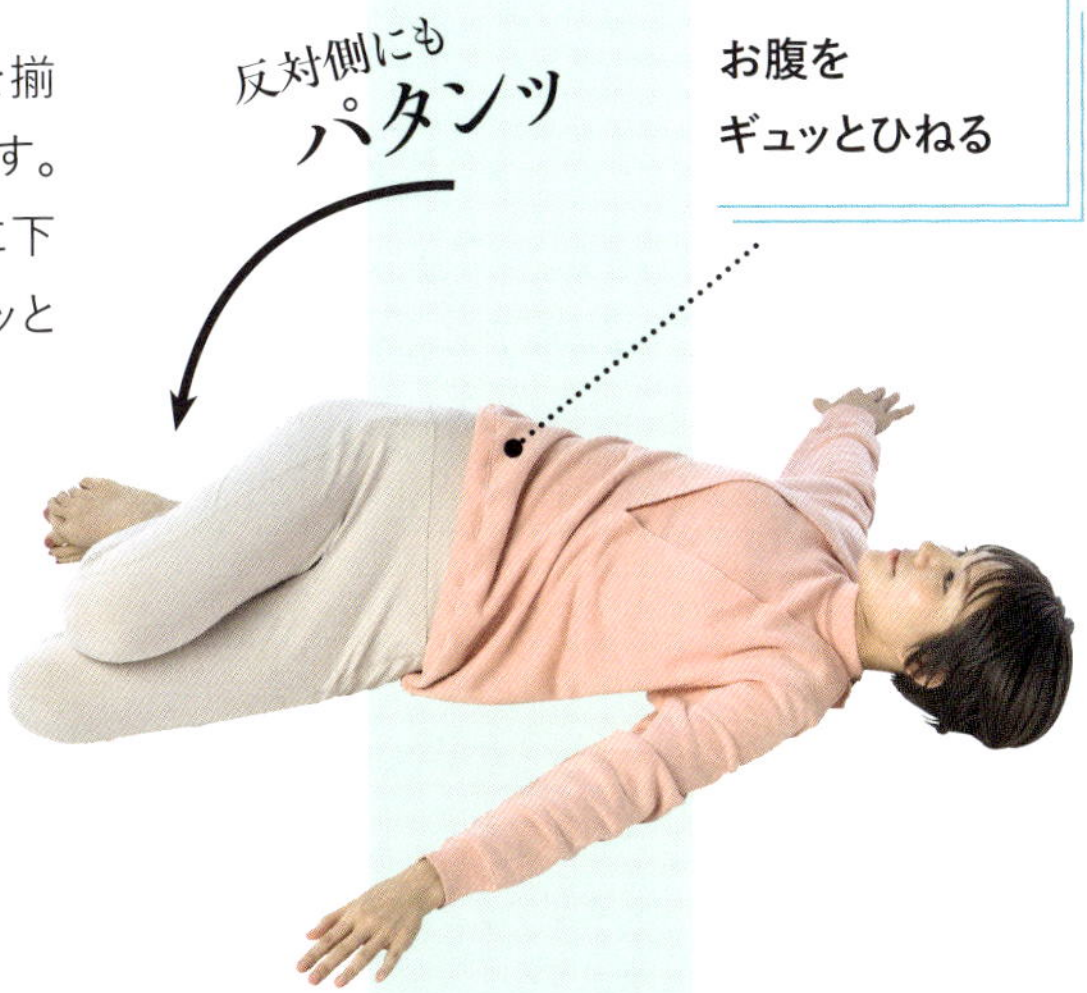
反対側にも
パタンッ
お腹を
ギュッとひねる

Level up 脚を組んで同様に行う

片脚をもう片方の脚にかけて脚を組む。お腹をさらにギュッとひねりながら膝を倒す。脚を組んだほうがひねりが深くなる。肩は浮かないように下に戻す。脚を組み替えて反対側も同様に行う

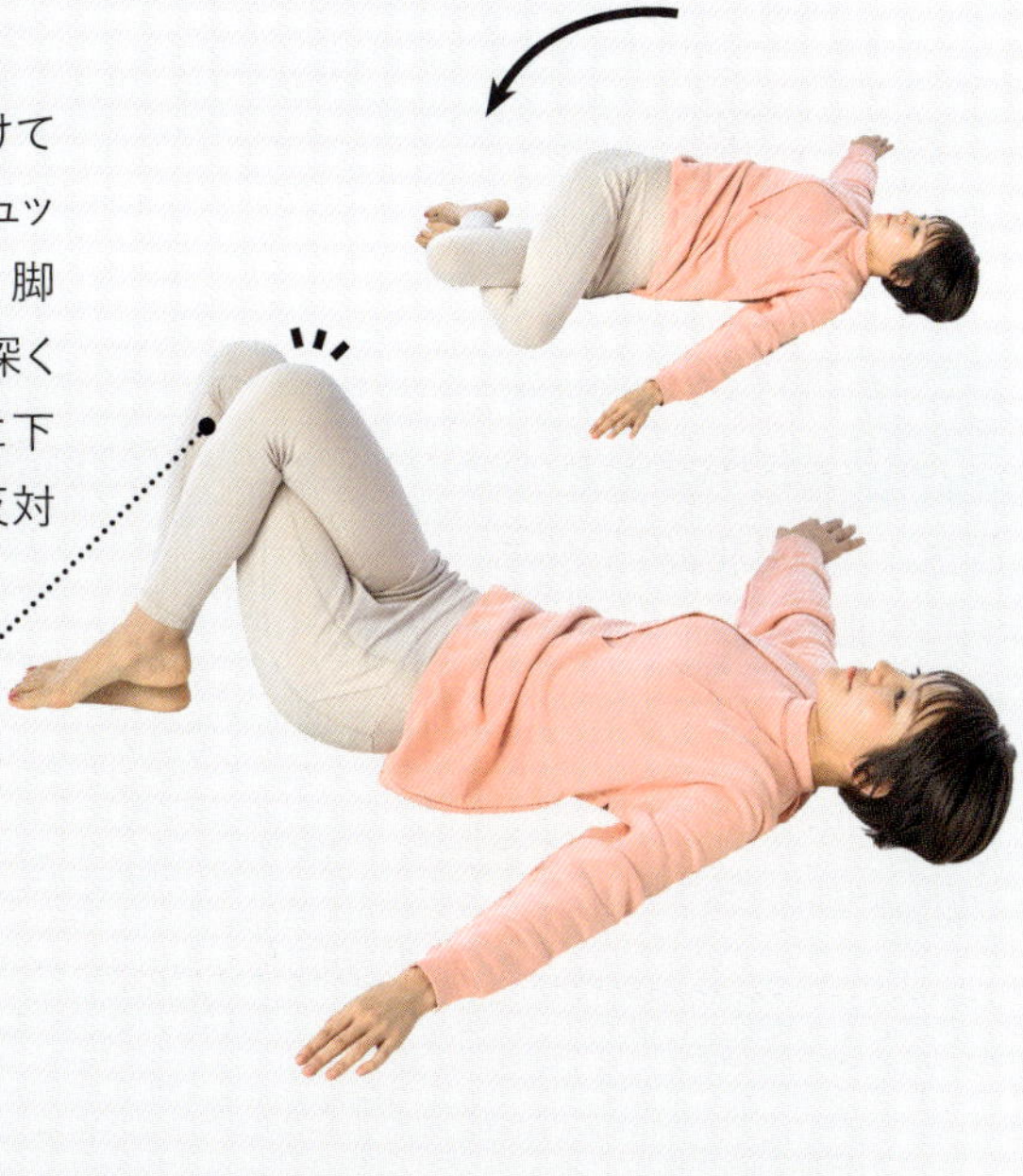
かけた脚と
反対側の脚の方向に
膝を倒す

動画も
チェック

応用編❸

脚ギュッとストレッチをやってみよう

脚の疲れが気になったら、こちらのストレッチで脚の裏側の筋肉をほぐしましょう。1日の終わりに“深い呼吸”をあわせて行えば、リラックス効果も高まります。

1 体勢

仰向けになって膝を立てる。
膝とかかとは腰幅に置く

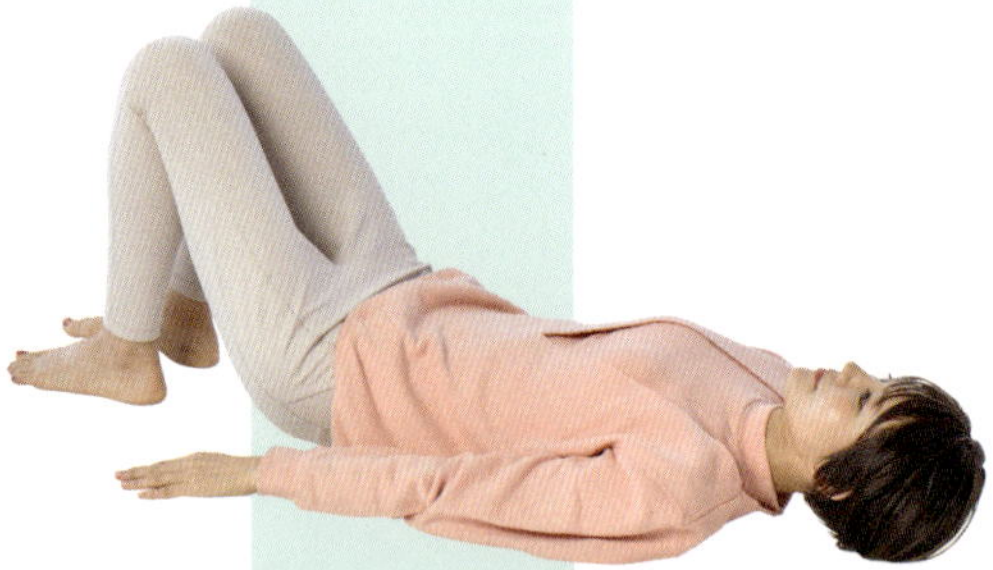

2 太ももを両手で引き寄せる

両手を片脚の太ももの裏で組み、手で太ももを引き寄せて脚を浮かせる

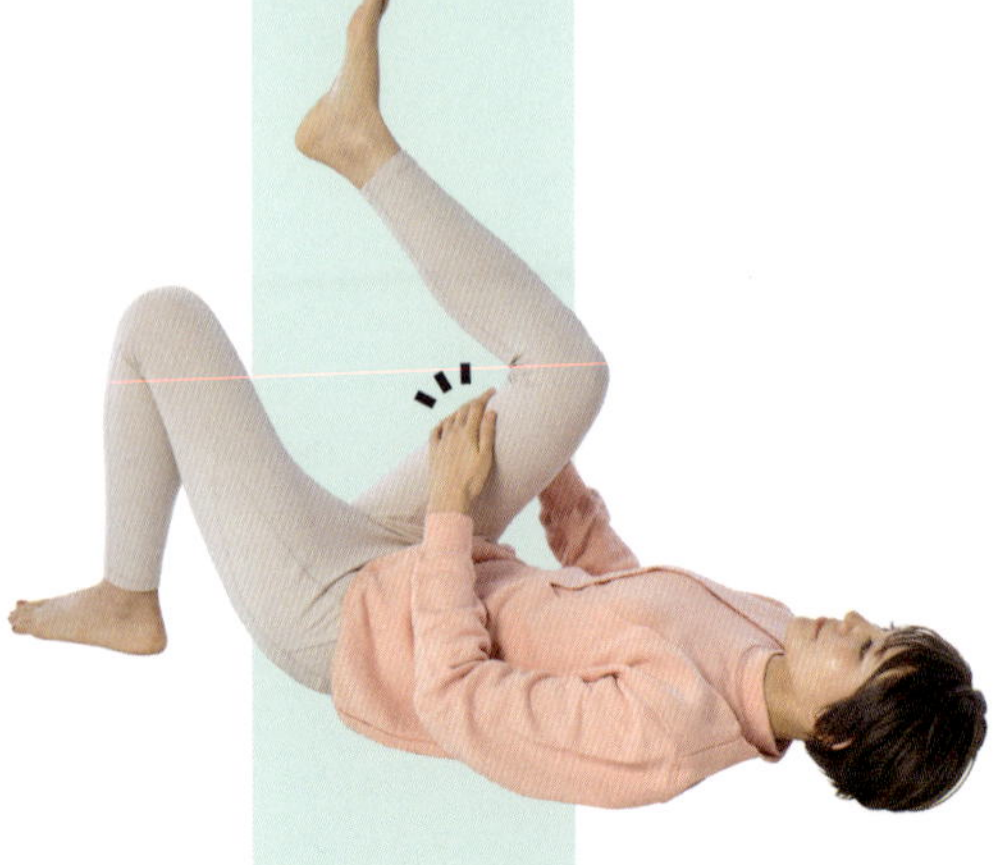

3 かかとをゆっくり上げる

太ももの裏とふくらはぎの筋肉をギューッと伸ばしながら、かかとを徐々に上に上げていく。足裏は天井を向いたまま、かかとを身体から離して遠くに押し上げていく。反対側の脚も同様に行う

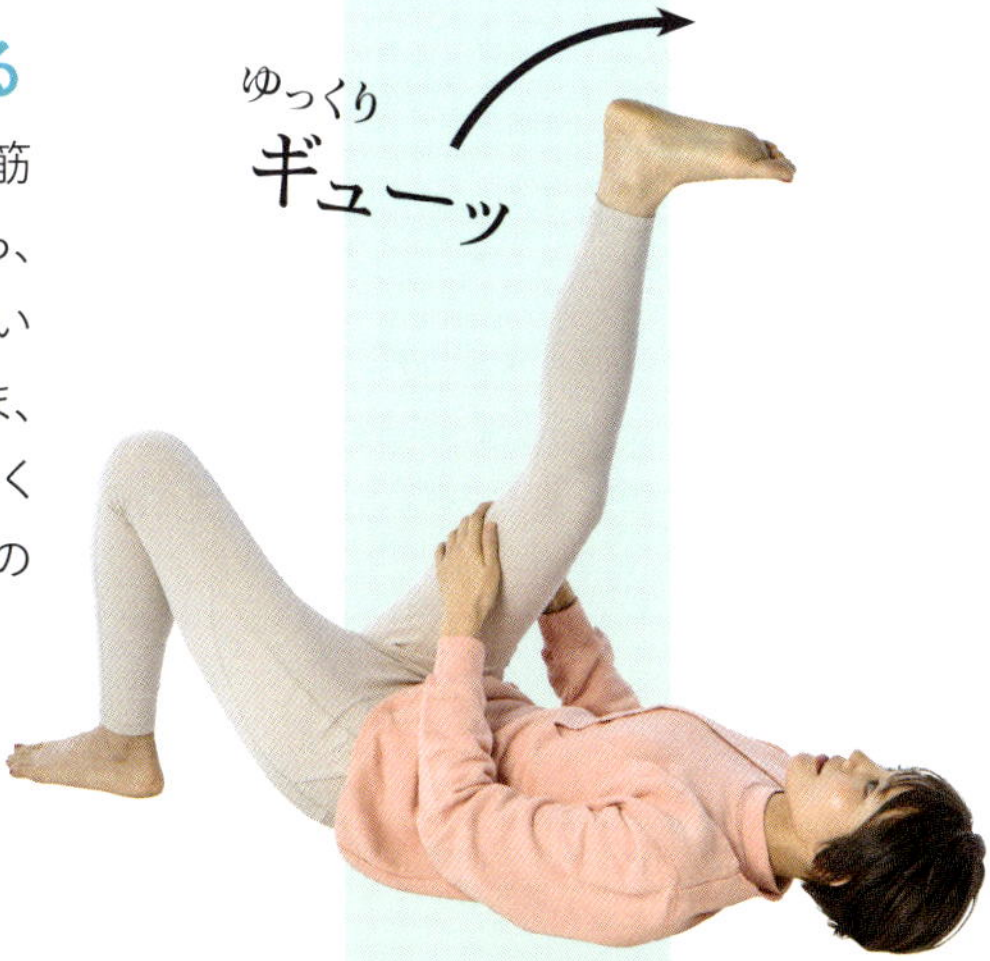
ゆっくり
ギューッ

Level up 伸ばした脚を両手でさらに引き寄せる

伸ばした状態の脚を両手でさらに引き寄せ、深く倒していく。深呼吸をしながらゆっくりと行う。反対側も同様に

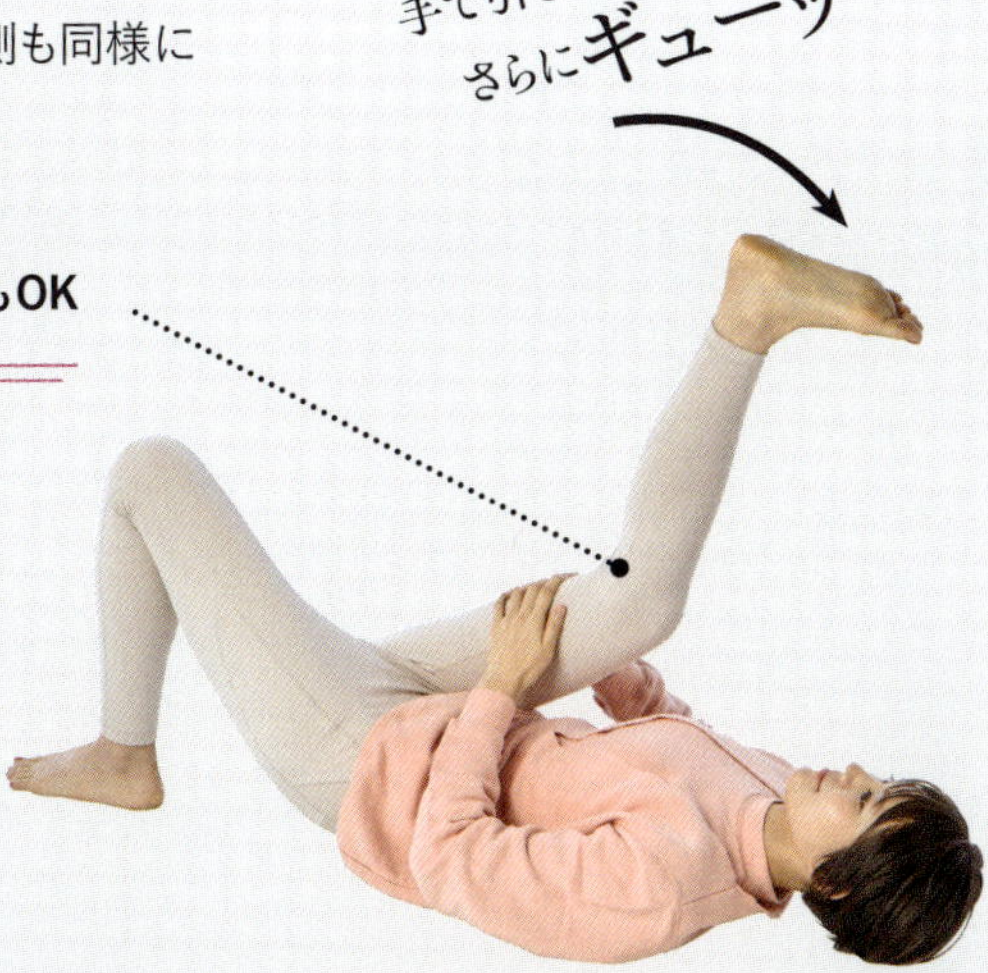
手で引き寄せて
さらにギューッ
膝は伸ばし
切らなくてもOK

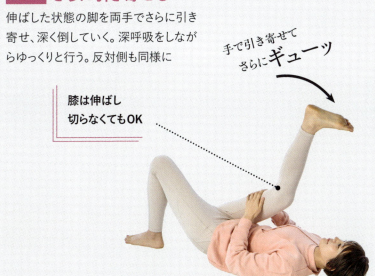

動画も
チェック

応用編❹

胸パカッとストレッチをやってみよう

ブートスブレスで息切れや苦しさを覚えた方は、“深い呼吸”ができるようになる呼吸筋のストレッチがおすすめ！

Basic 呼吸筋を開く

枕を縦に置いて、腰から頭にかけて支えるようにその上に仰向けになる。膝は立てても曲げてもOK。重力に任せて両手を下ろすだけで、肋骨が広がり呼吸がしやすくなる。そのままあごを軽く引き、胸を動かすイメージで吸って肺に深く空気を取り込み、吐く動作をゆっくりとくり返す

**リラックスしながら
深呼吸するだけで
呼吸筋がほぐれる♪**

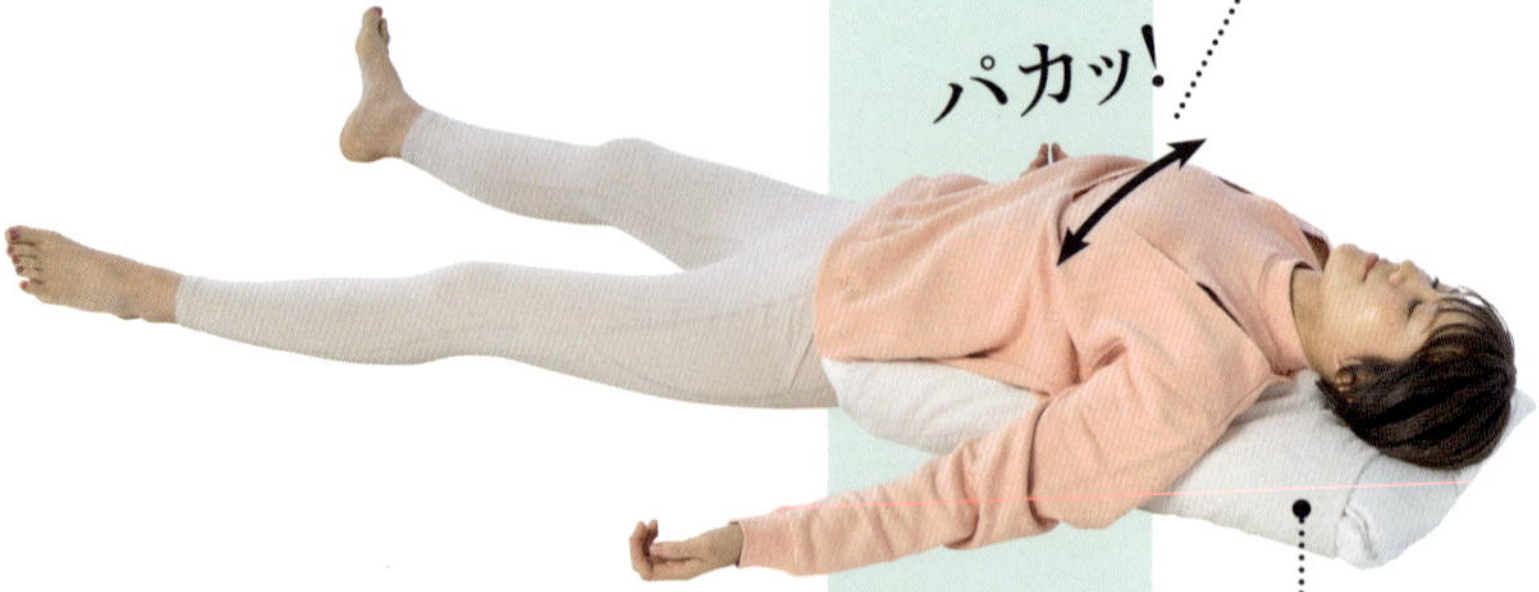

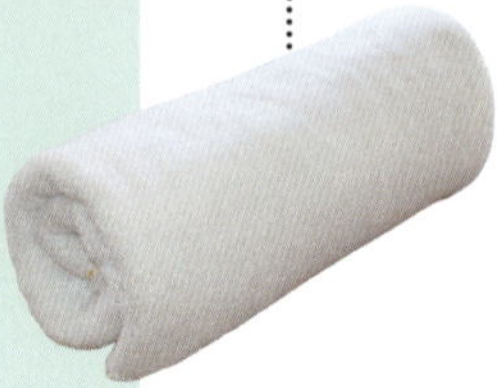

ちょうどいいサイズの枕がない場合は、バスタオルを使ってもOK！ バスタオルを4つに折ってクルクルと丸め、高さ10㎝ほどの筒状にして、代用する

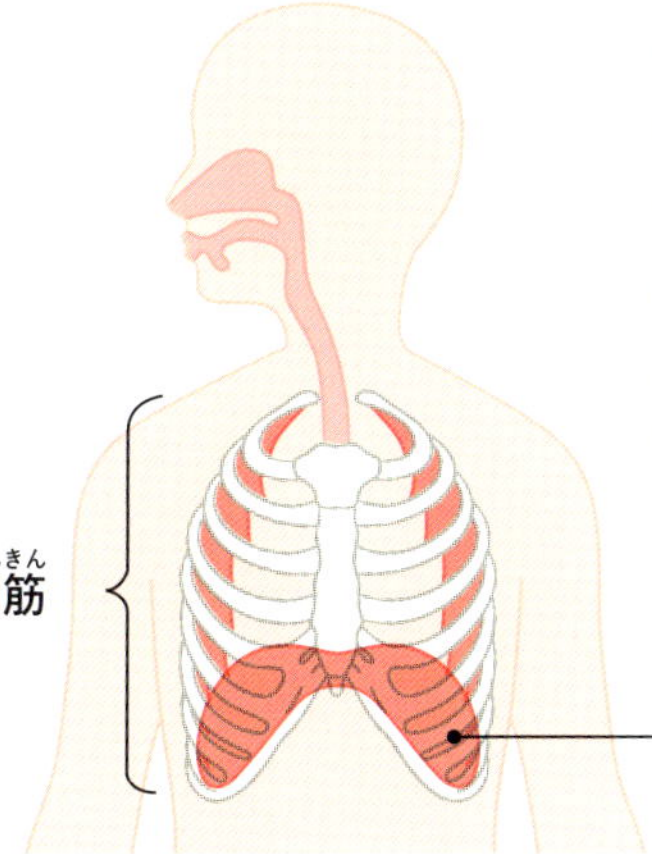

呼吸が浅い人は、息を吐くときに働く筋肉「内肋間筋《ないろっかんきん》」「腹筋（腹横筋・腹直筋）」や、息を吸うときに働く筋肉「外肋間筋《がいろっかんきん》」「横隔膜」など、お腹や胸の筋肉が硬くて働かないことが多い。肋間筋は内肋間筋、外肋間筋から成り、肋骨の内側寄りにあるのが内肋間筋、外側寄りにあるのが外肋間筋と呼ぶ。

Level up 「ヨガホイール」を使ってもっと開く

ヨガで使う「ヨガホイール」があれば、座った姿勢でもできて縦方向にもしっかり開ける！

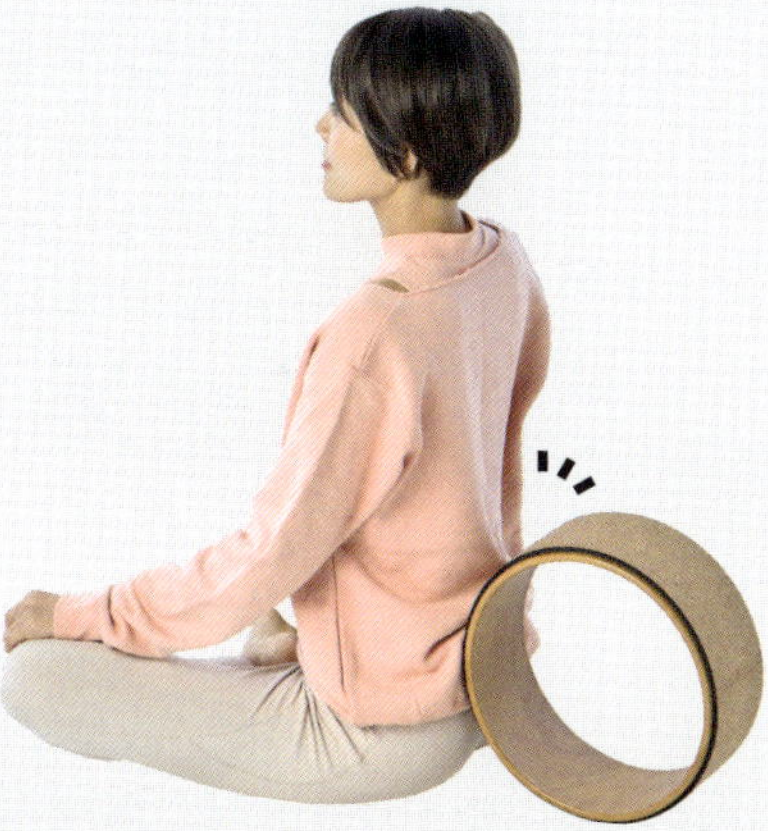

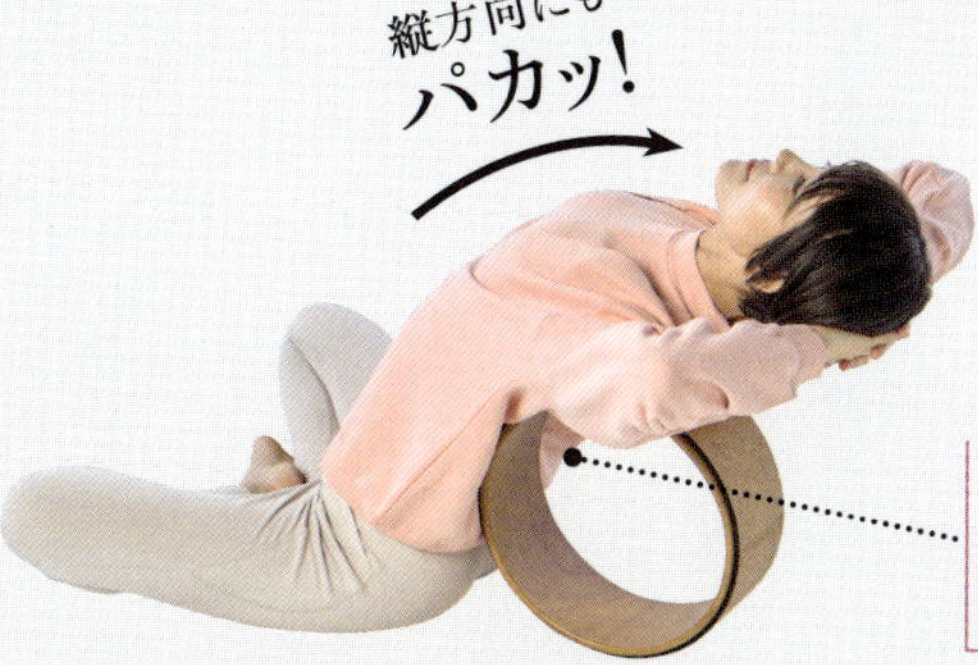

ブーストブレスの効果をいっそう高める体操

寒い冬は、手や足の指先が凍りつくほど冷たくなることってありますよね？

振動運動は、身体に軽い刺激を与えることで血行を促進する手軽な方法です。ブーストブレスをする前に準備体操としてこの振動運動をすれば、ブーストブレスとの相乗効果で血液循環によい影響を与えます。

振動運動のポイントは、【筋ポンプ作用の活性化】と【リズミカルな動きによる自律神経への働きかけ】です。

筋ポンプ作用とは、筋肉の収縮と弛緩によって血液を押し出す仕組みのことで、「ふりふり」「ぽんぽん」する振動運動がこの筋ポンプ作用の活性化のスイッチになります。

また、「ふりふり」「ぽんぽん」によるリズミカルな動作は、副交感神経を優位にし副交感神経が働くと血管が柔らかくなり広がるため、血流をよくする効果があります。

簡単な振動運動で血流アップ！

ふりふり体操とは？

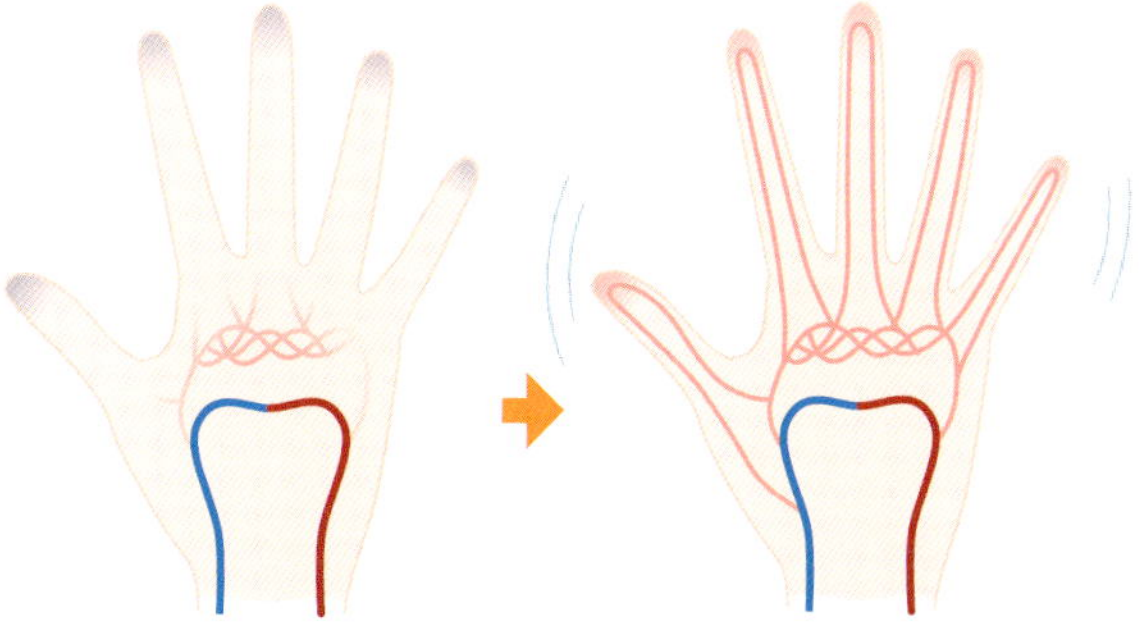

手足の末端まで血液を届けるゆるやかな振動運動。手足の冷えに悩んでいる方や末端までの血行を改善したい方にぴったり。力を入れすぎない優しい動きなので、体力に自信がない方や高齢の方でも安心して続けられます。

ぽんぽん体操とは？

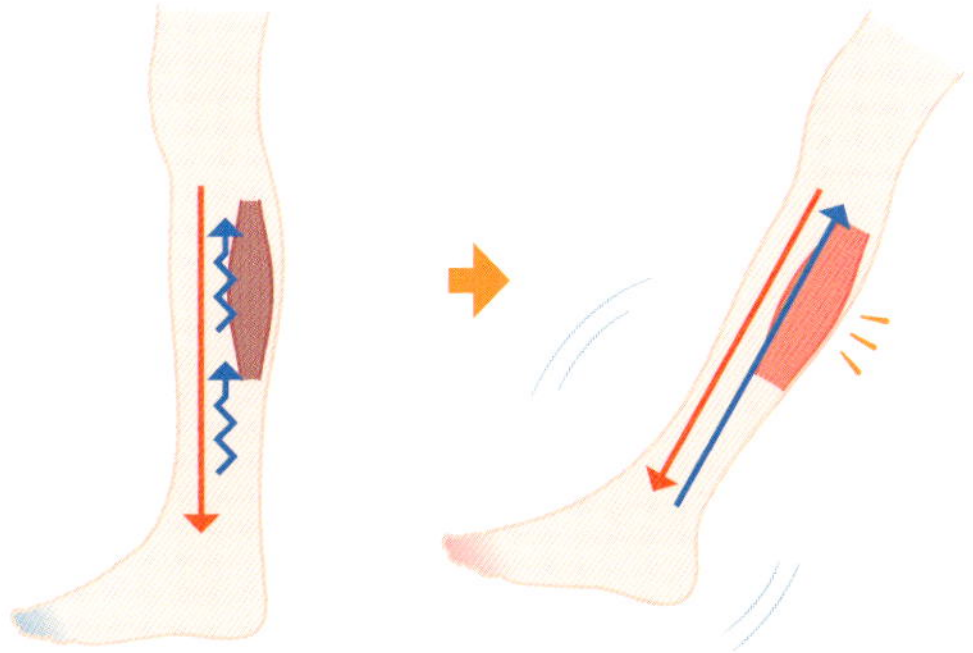

ふくらはぎへの刺激で血行を促す振動運動。立ち仕事や座り仕事が多い方、脚のむくみが気になる方、運動不足を感じている方にぴったりの準備体操。ふくらはぎが温まることで筋肉が柔らかくなり、血流がスムーズに。特に静脈の血流が促進され心臓への血液の戻りがよくなります。

動画も
チェック

ふりふり体操

脚ふり体操を やってみよう

つま先に血液を送り込むイメージで、片脚ずつキックをします。少しのスペースがあればどこでもできる簡単な体操です。

1 体勢

脚を少し開いて立って、手を腰にあてる。呼吸は自然呼吸でOK

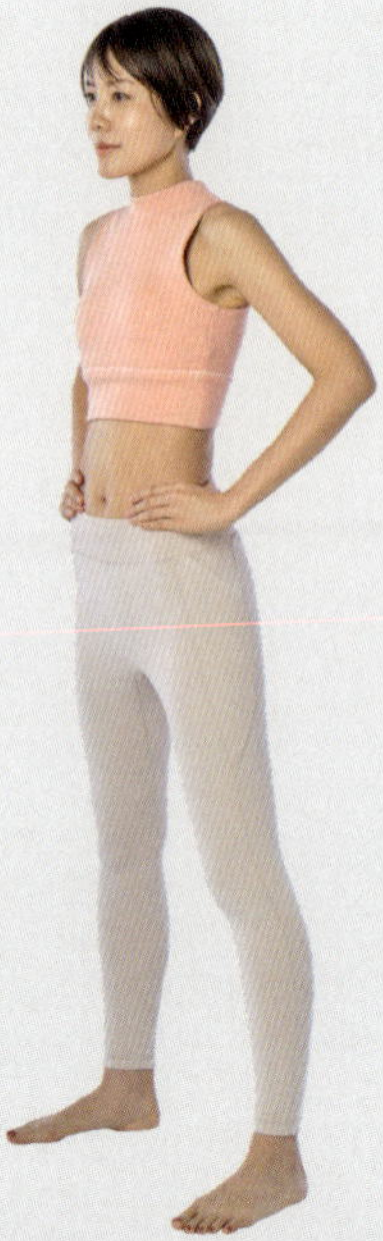

2 片脚で立つ

片脚を浮かせてもう片方の脚に重心をかける

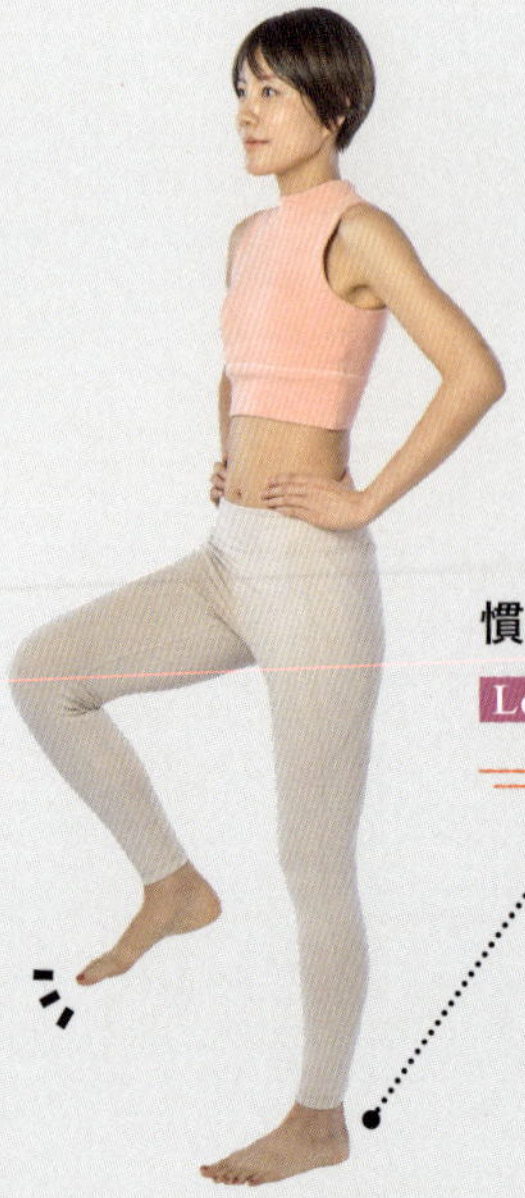

慣れてきたら
Level up へ

Level up 連続キックでもっと血流アップ

片脚で立ってフラフラする場合は、壁を補助にして片脚ずつ行う。浮かせた脚の膝を曲げ伸ばししながら、斜め下に向かって“ふりっふりっふりっ……”と連続でキックする。疲れてきたら、脚を入れ替えて同様に“ふりっふりっふりっ……”と連続でキックする。脚を替えながらそれぞれ1分間くり返す

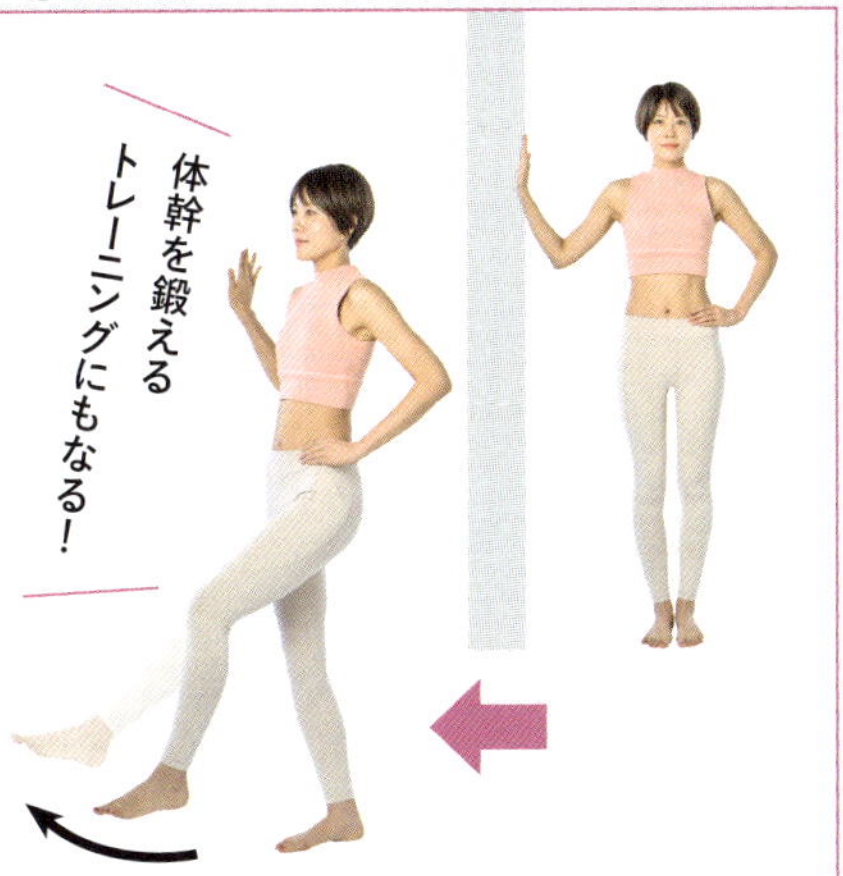
体幹を鍛えるトレーニングにもなる！

3 浮かせた脚を前方にキック

つま先に血液を送り込むようなイメージで、太ももを上げて前方に1回“ふりっ”とキックして戻す

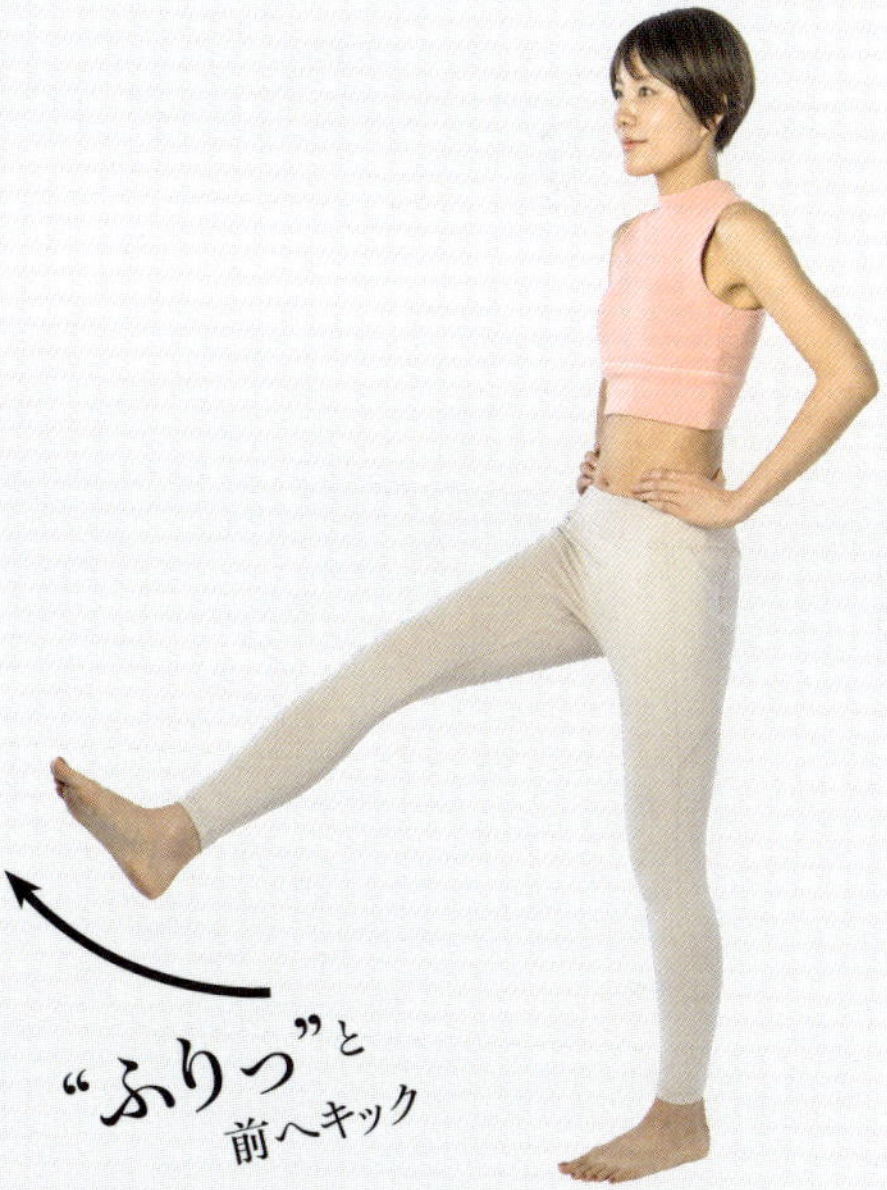
“ふりっ”と
前へキック

4 脚を替えて反対側もキック

脚を入れ替えて同様に、前方に1回“ふりっ”とキックして戻す。片脚ずつ交代でこの動作を1分間くり返す

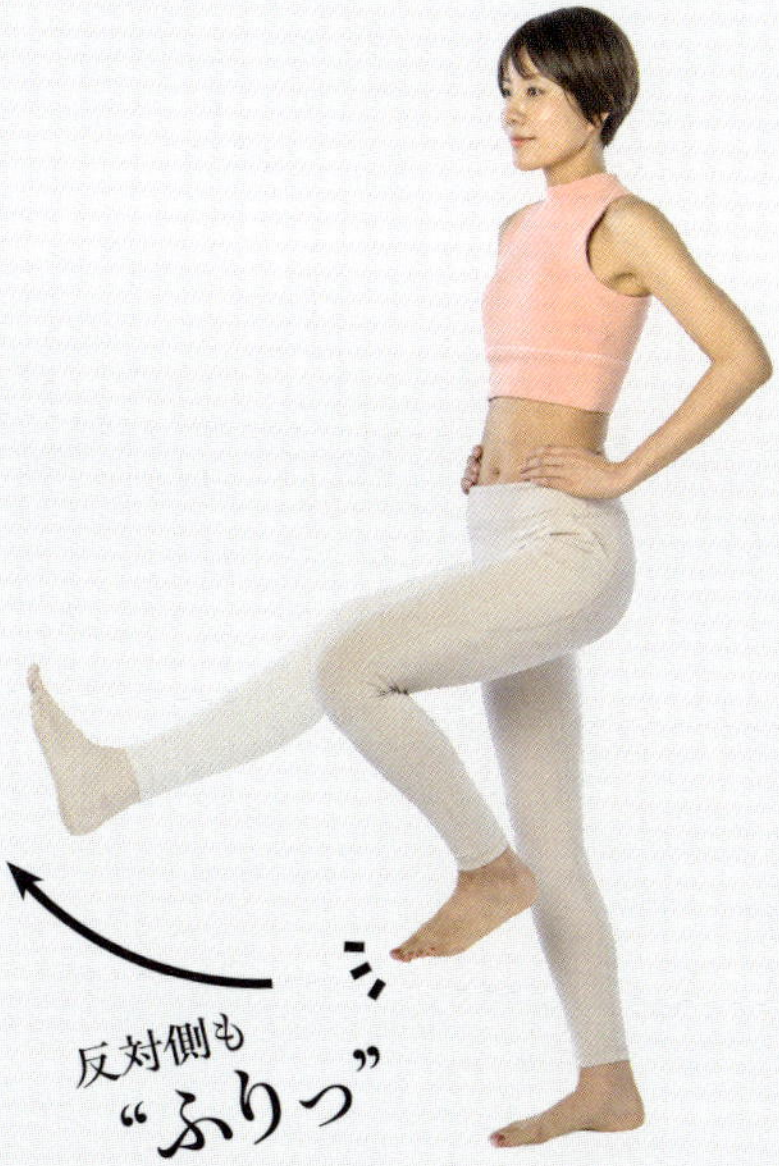
反対側も
“ふりっ”

動画も
チェック

ふりふり体操

腕ふり体操をやってみよう

腕全体を“ふりふり”する体操です。座ったままでもできるのでデスクワーク中や勉強中のリフレッシュにもおすすめです。

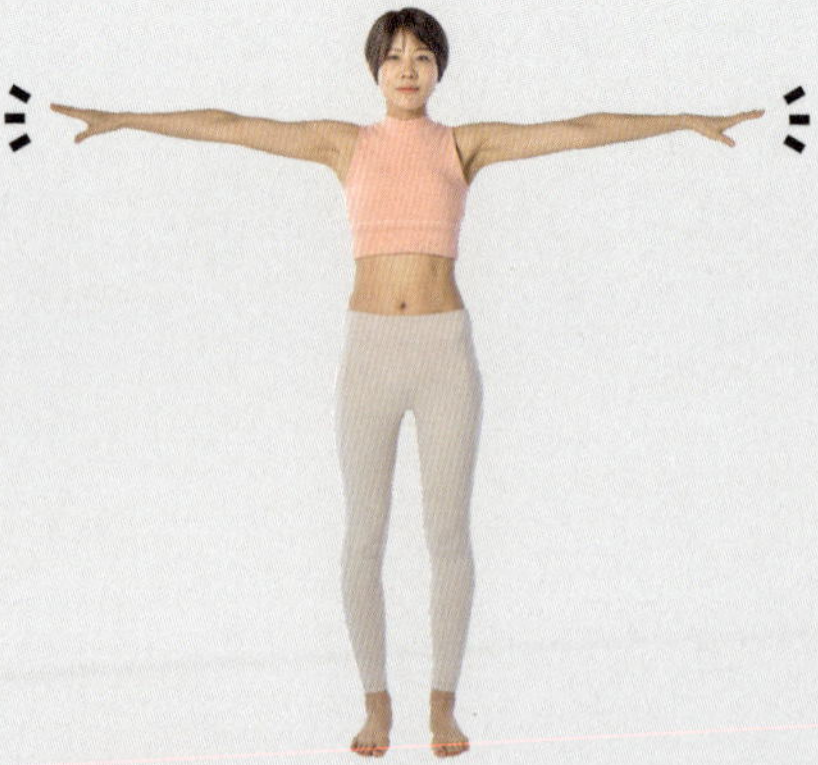

1 体勢

脚を軽く開いて下半身を安定させたら、両手を伸ばして肩の高さまで上げる。呼吸は自然呼吸でOK

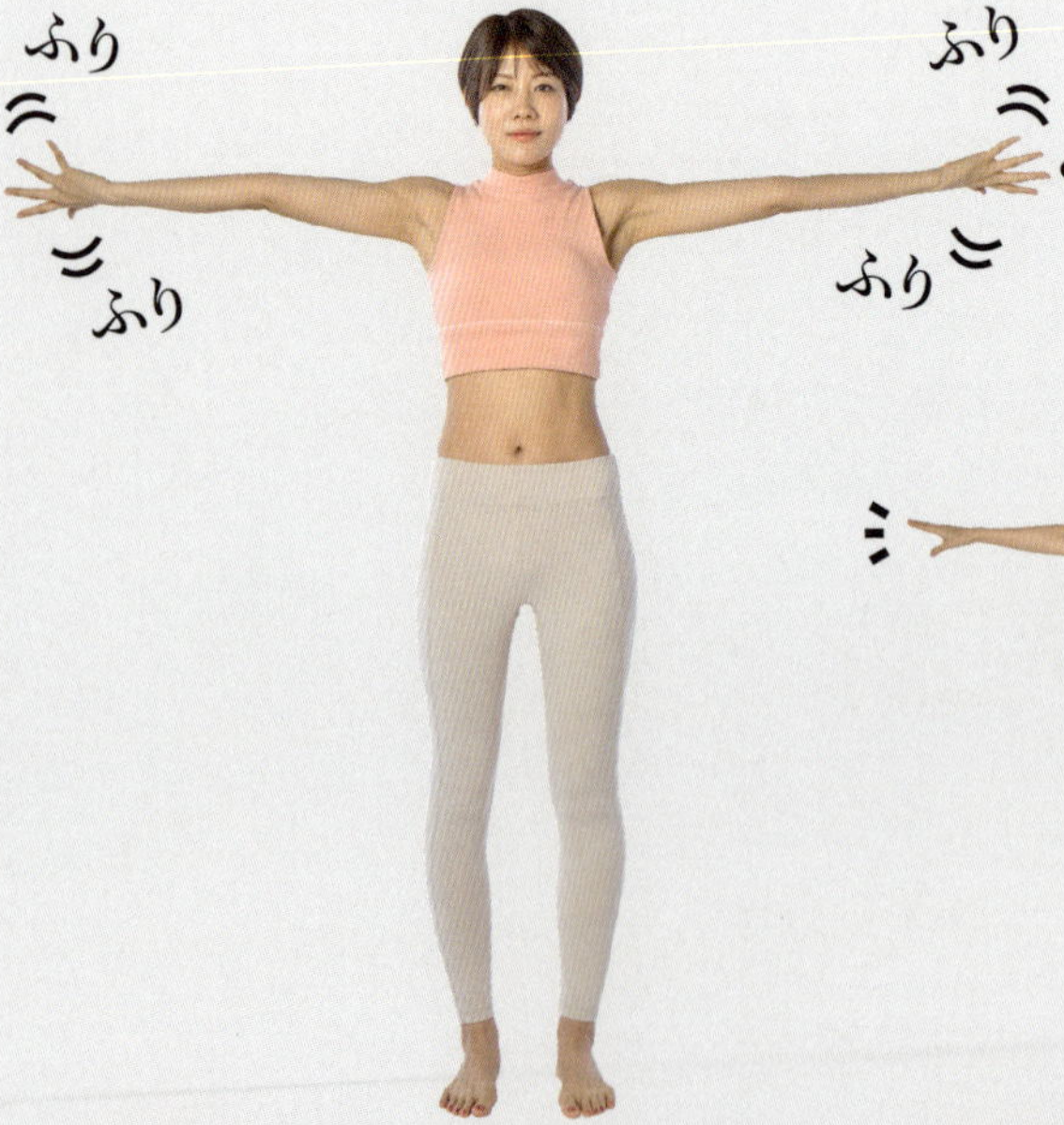

2 伸ばした腕を“ふりふり”

そのまま、両手を高速で動かして“ふりふり”する。二の腕から指先まで、腕全体に振動が伝わるようにしっかり振って動かすのがポイント

3 “ふりふり”しながら手を頭上に

“ふりふり”の動きをキープしたまま、半円を描いて手を頭上まで移動させる

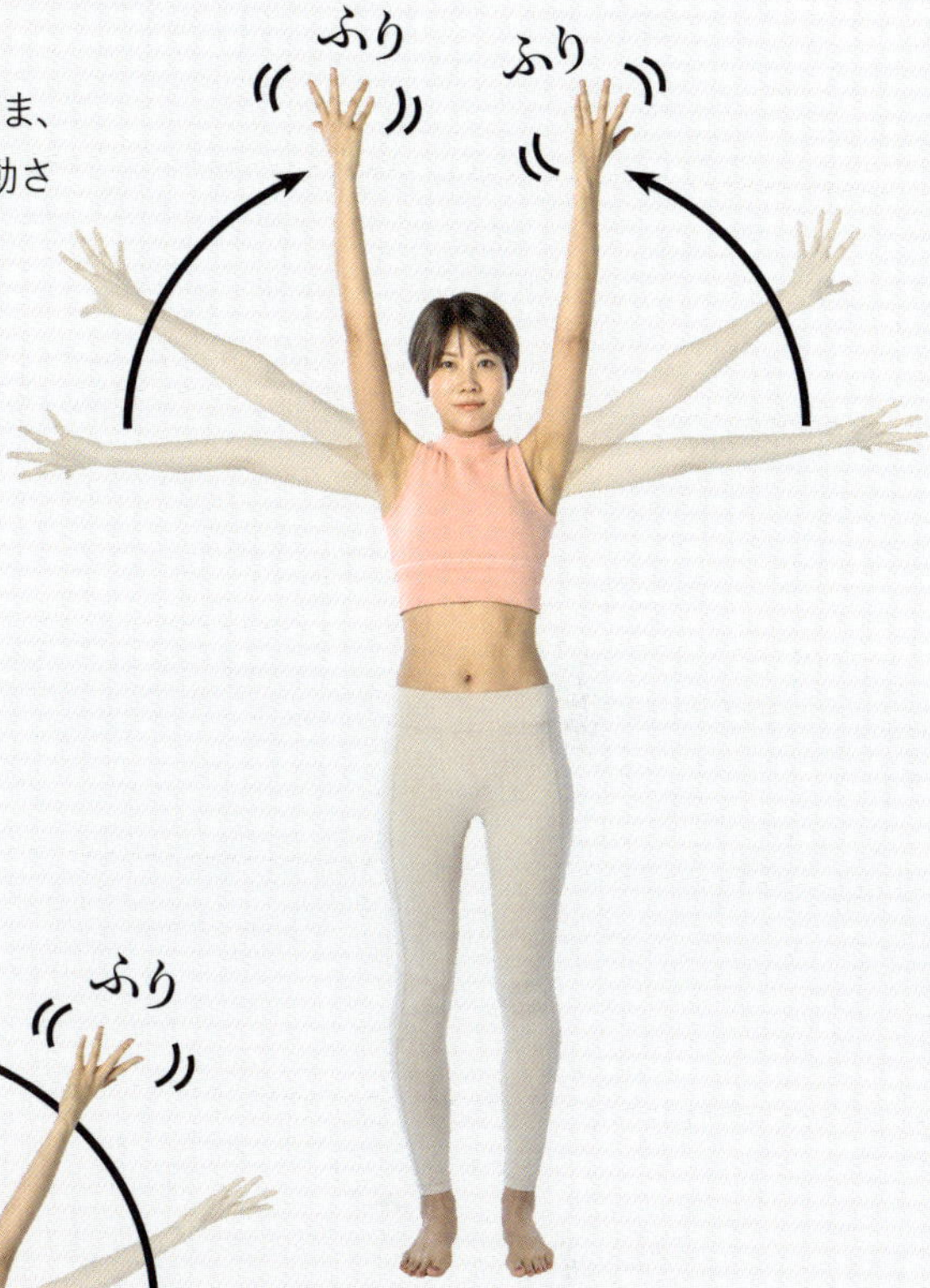

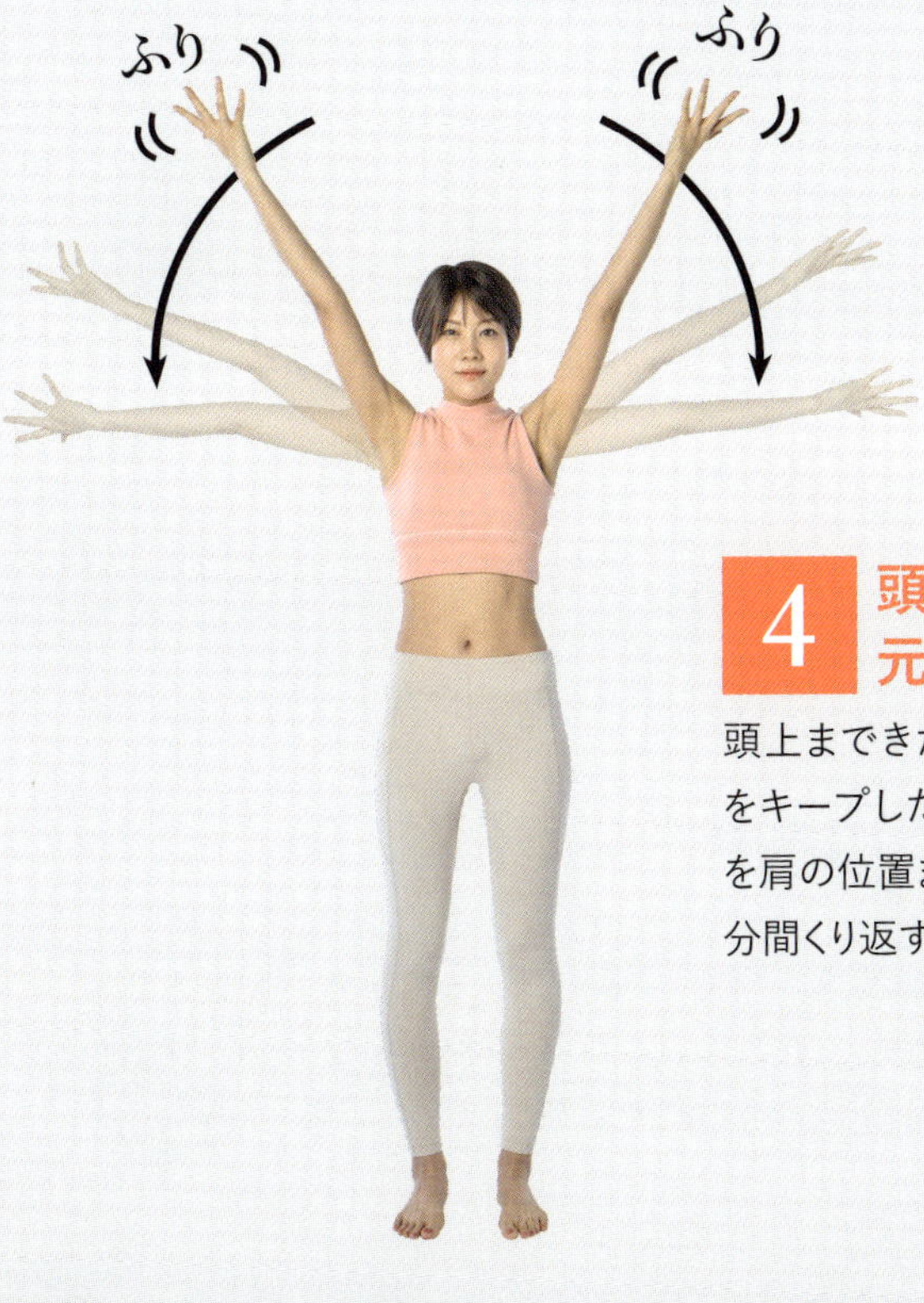

4 頭上から元の位置に戻す

頭上まできたら、“ふりふり”の動きをキープしたまま、半円を描いて手を肩の位置まで戻す。この動作を1分間くり返す

動画も
チェック

寝ながら

ふりふり体操

ジタバタ体操をやってみよう

脚ふり体操と腕ふり体操を寝ながら行うことで、両脚と両腕を同時に動かせる体操です。また、足と手を心臓よりも上に持ち上げて動かすことにより、血流促進効果が高まります。

1 体勢

仰向けになって膝を立てる。両手は床につく。呼吸は自然呼吸でOK

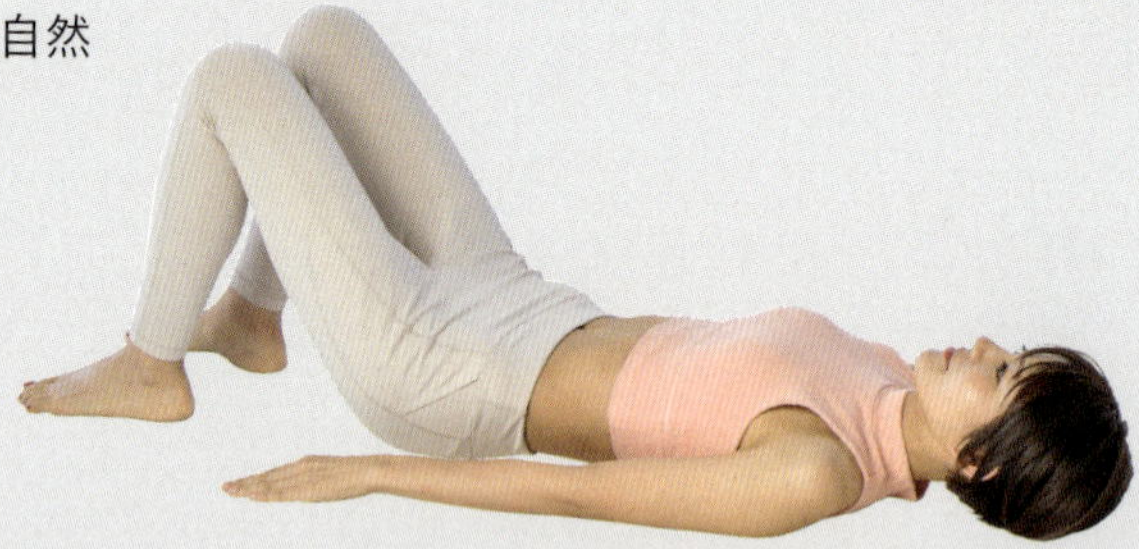

2 両脚を持ち上げる

膝を胸のほうへグッと引き寄せて、脚を持ち上げる

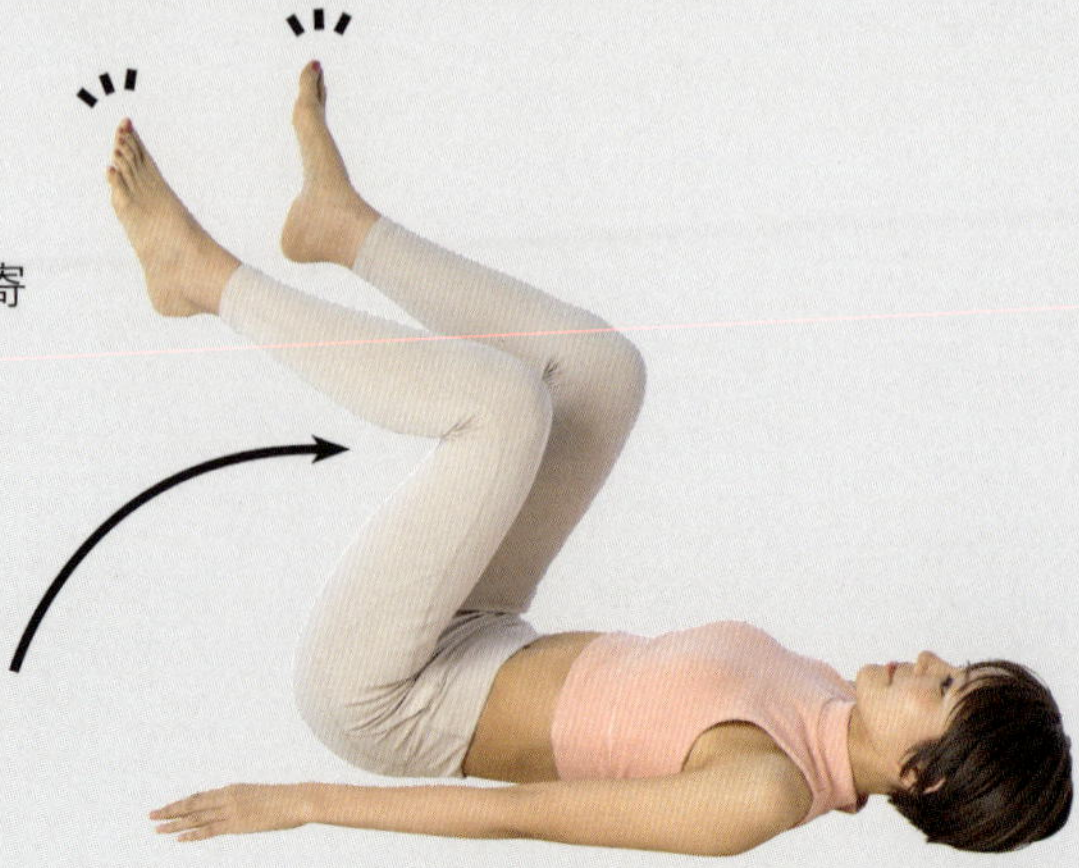

3 両手を上に上げる

そのままの状態で、両手も上げて肘を伸ばす。四肢がすべて上がっている状態に

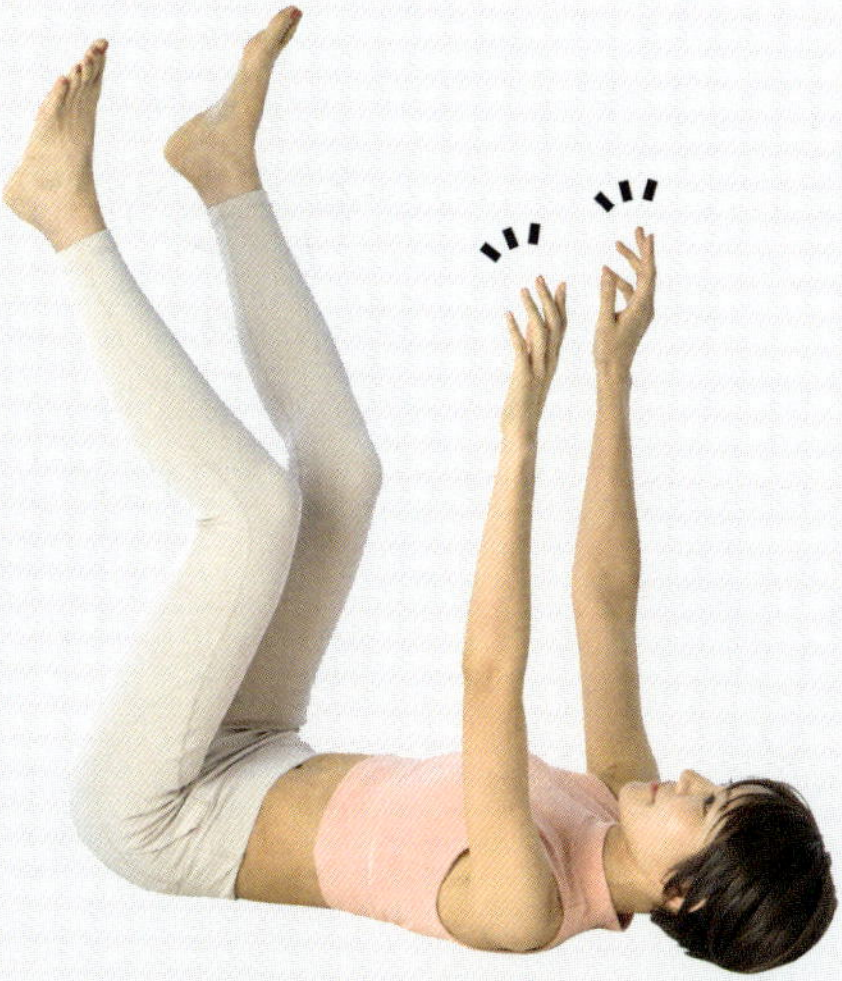

4 手脚を“ふりふり”

両手を高速で動かして“ふりふり”すると同時に、両脚も膝を曲げ伸ばししながら、左右交互に高速で動かして“ふりふり”する。四肢を全部動かして「ジタバタ」しているようなポーズになる。これを1分間続ける

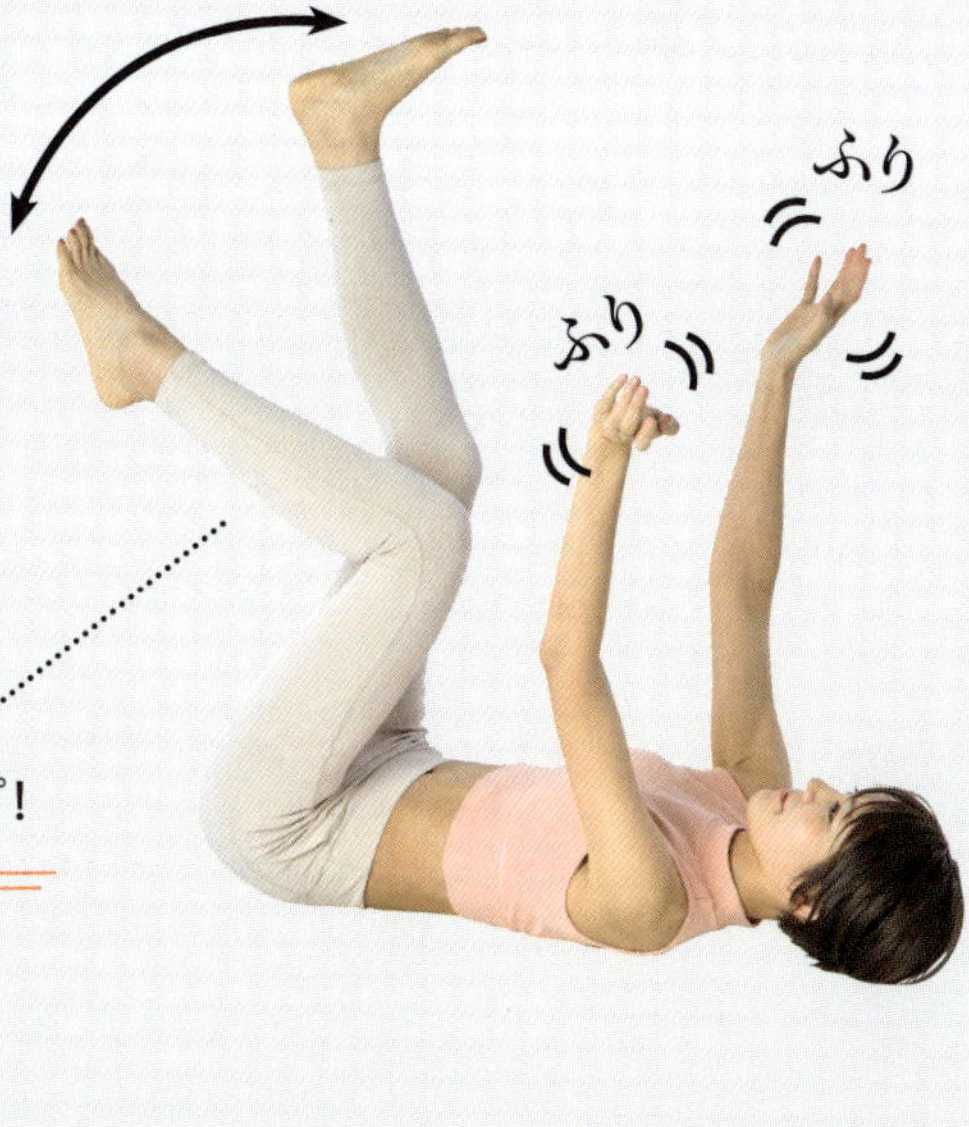

全身運動で
一気に血流アップ！

動画も
チェック

ぽんぽん体操

脚ぽん体操をやってみよう

下半身の血液を心臓に戻す役割を担うふくらはぎ。ここに“ぽんぽん”と圧を加えることで血流を促す体操です。

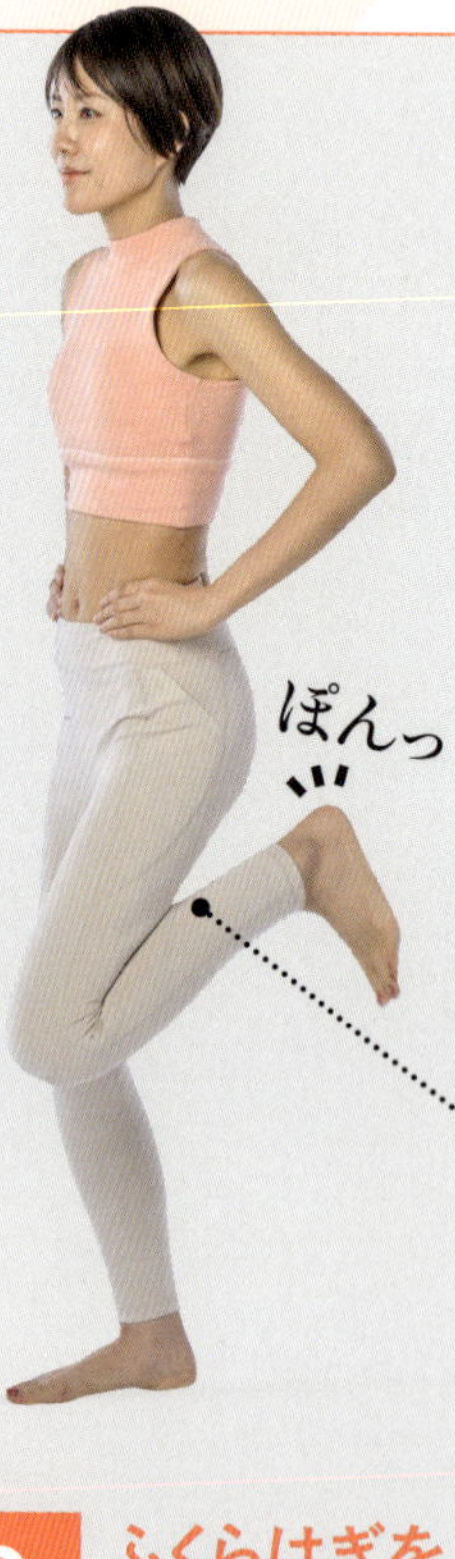

“ぽんっ”と
ふくらはぎを
打ちつける

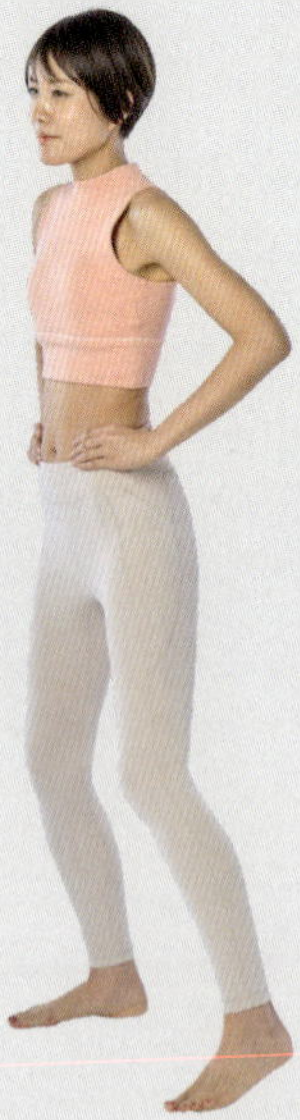

1 体勢

脚を腰幅に広げて立つ。手は腰にあてる。呼吸は自然呼吸でOK

2 ふくらはぎを“ぽんっ”

片脚のふくらはぎを、太ももの裏に“ぽんっ”と1回打ちつける。音が鳴るくらいのイメージを持って、勢いをつけてやるのがポイント

3 反対の脚も“ぽんっ”

脚を替えて、反対側も同様にふくらはぎを太ももの裏に“ぽんっ”と打ちつける

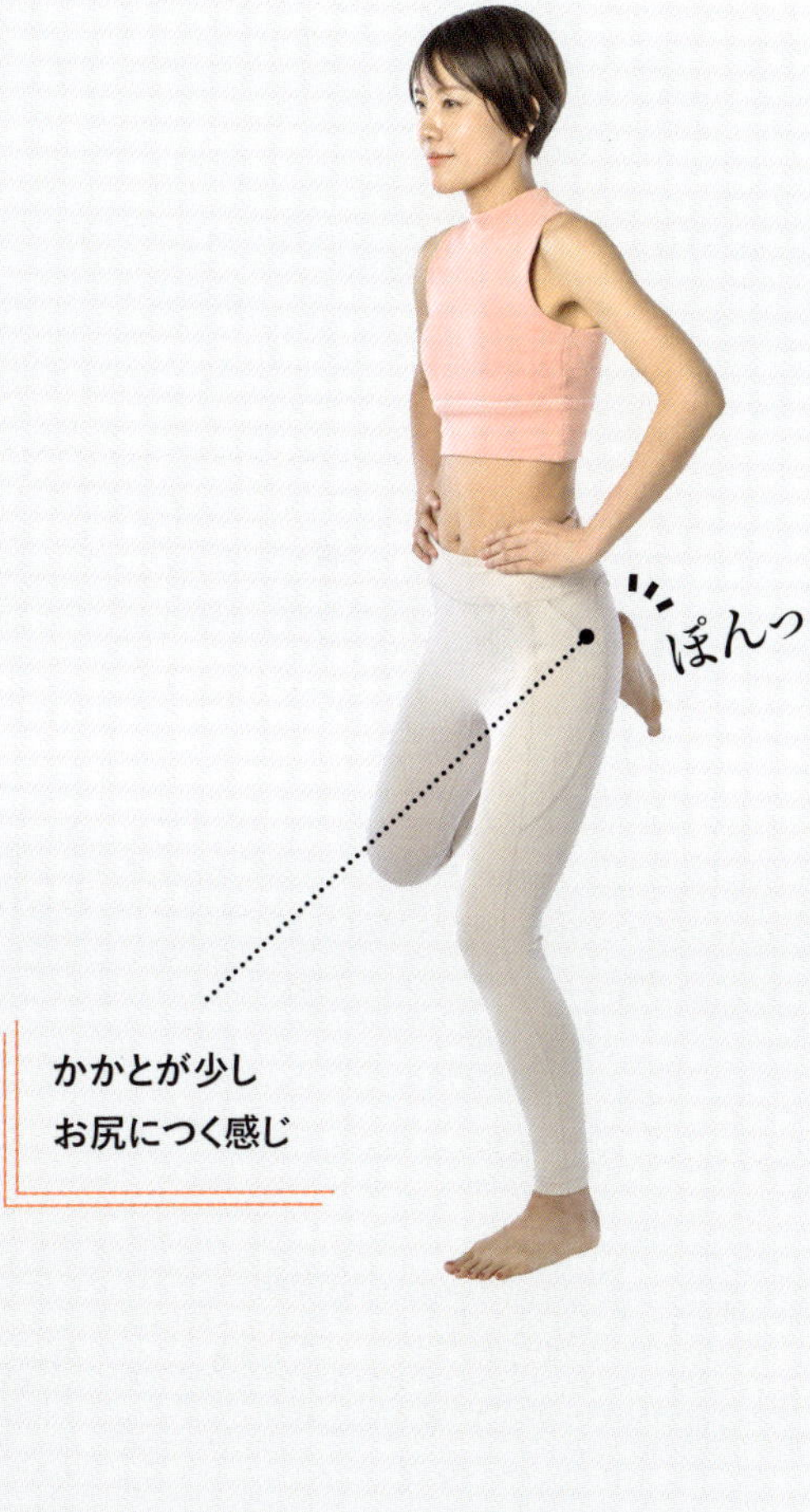

4 左右を交互にくり返す

2に戻って同様の動作を行う。片脚ずつ「ぽんっぽんっぽんっ」と交代で、この動作を1分間くり返す

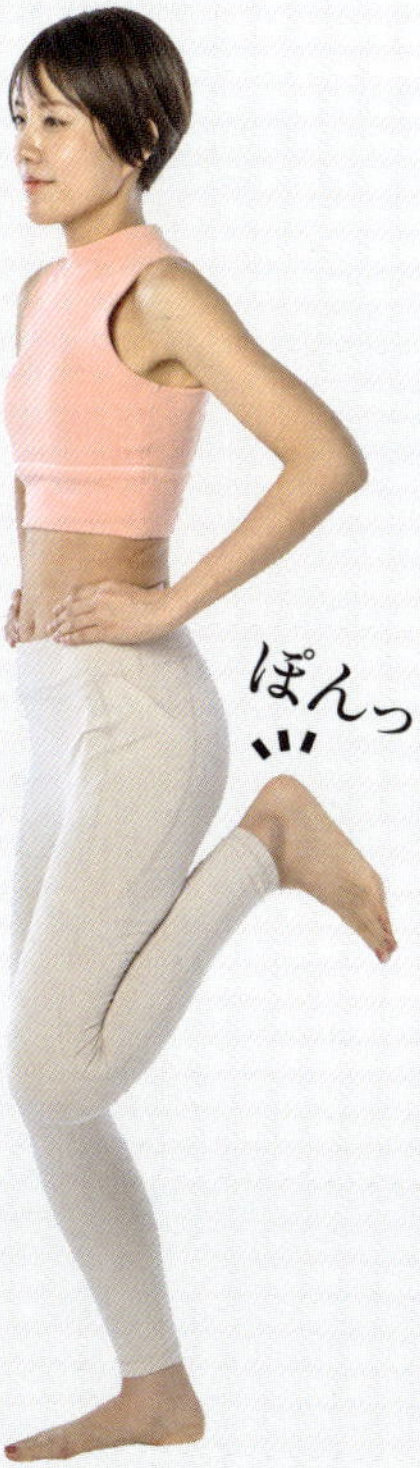

動画も
チェック

寝ながら
ぽんぽん体操

ふくらはぎ体操をやってみよう

脚ぽん体操を寝ながらラクに行える体操です。脚を心臓よりも上に持ち上げ“ぽんっぽんっ”することで、脚に溜まった古い血液を心臓へ戻す効果が高まります。

1 体勢

仰向けになって軽く脚を広げ、膝を立てる。両手は、手のひらを下に身体から少し離した状態で床につく。呼吸は自然呼吸でOK

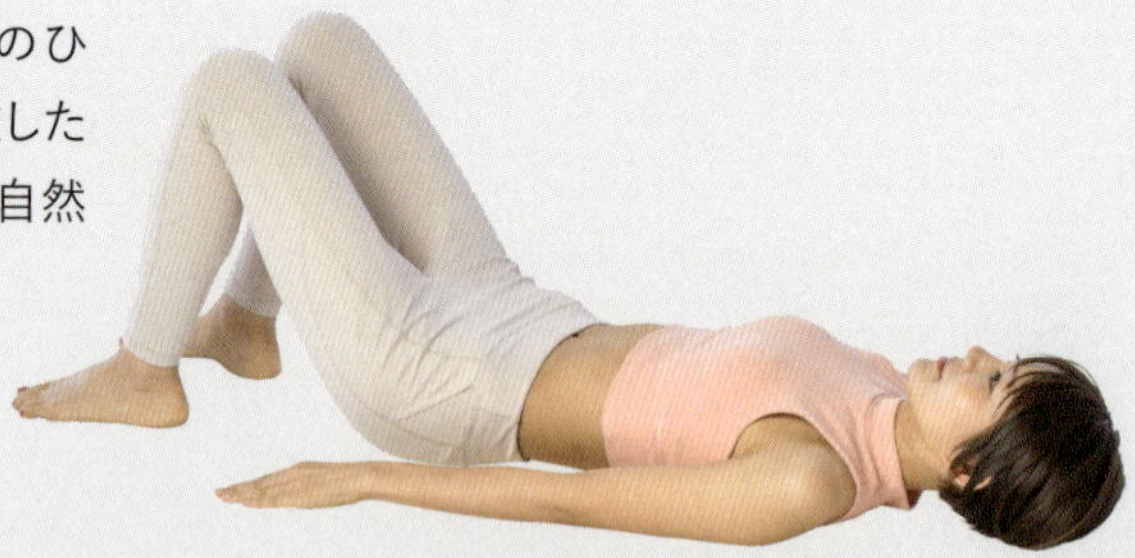

2 脚を持ち上げる

膝を胸のほうへグッと引き寄せて、脚を持ち上げる

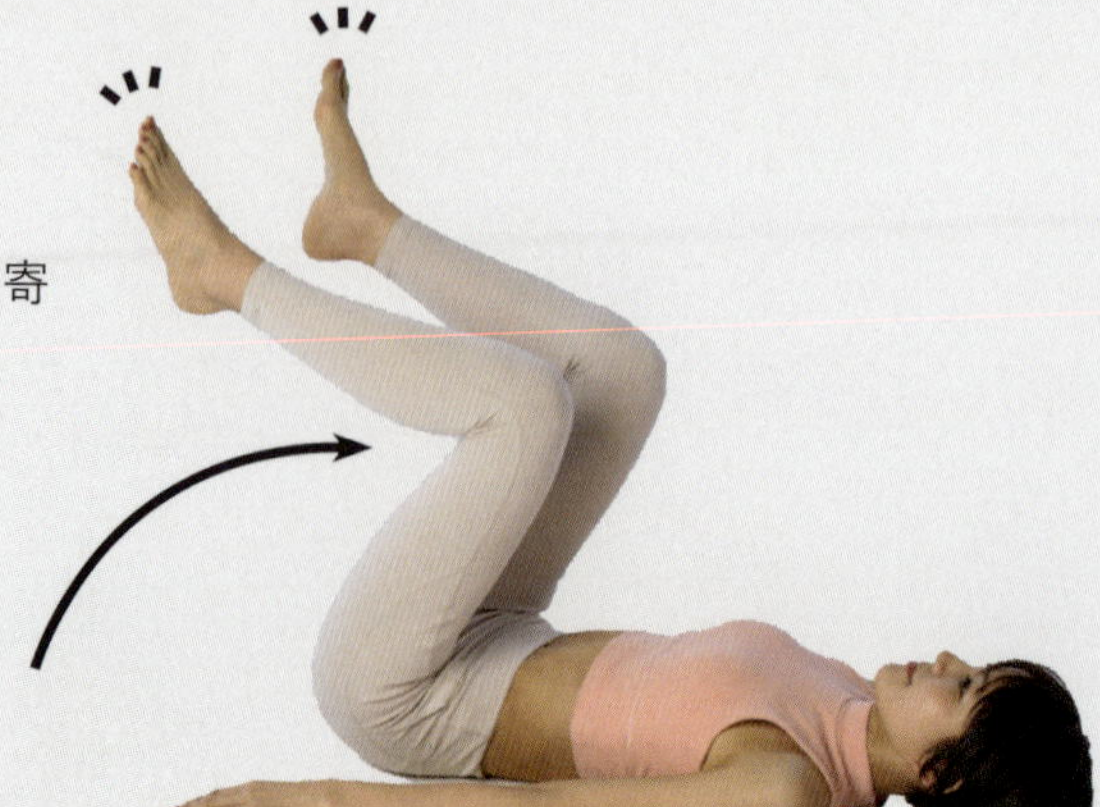

3 片脚ずつ ふくらはぎを“ぽんっ”

片脚の膝を曲げて、ふくらはぎを太ももの裏に“ぽんっ”と1回打ちつける。もう片方の脚も同様に行う

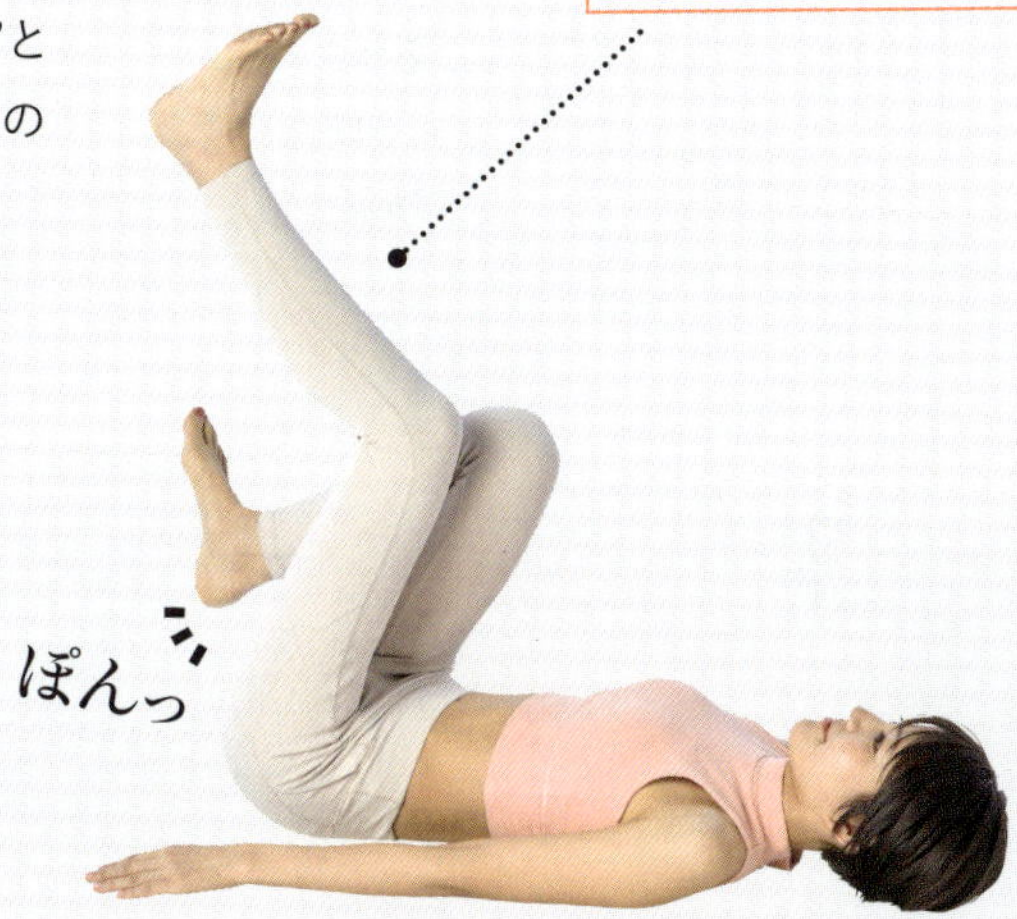
しっかり動かすと
脚の筋トレにもなる
ぽんっ

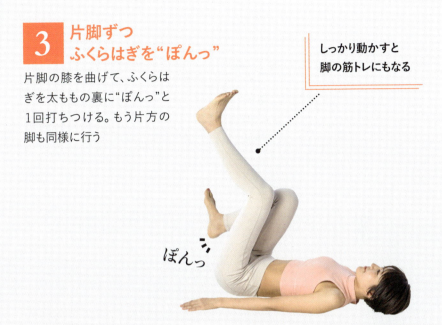

4 左右を交互に くり返す

3の動作を連続して両脚を交互に“ぽんっぽんっぽんっ”と続ける。この動作を1分間くり返す

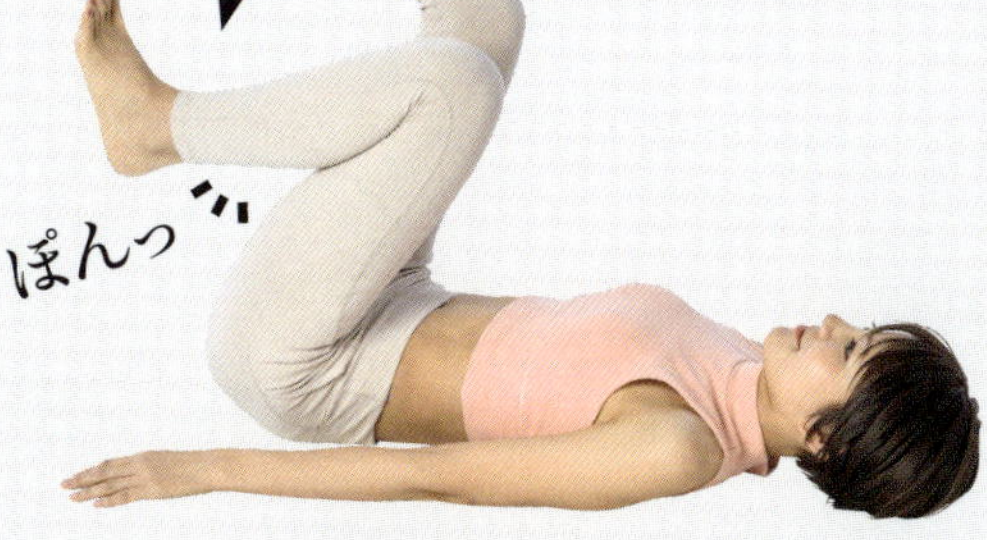
ぽんっ

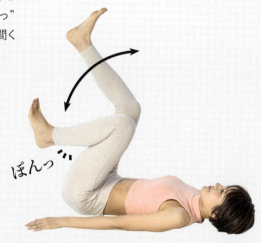

〝ストレス冷え〟に効くマインドフルネス

現代人の体温は低下傾向にあることをお話ししました。「世界的に進行する体温低下」は、現代社会を生きる私たちにとって非常に重要なメッセージです。単なる数値の変化ではなく、私たちの人生の質に大きな影響を与えるものなのです。


「あれもやらなきゃ」「これもやらなきゃ」と毎日何かに追われていませんか？

情報があふれる現代、仕事に家事に「やるべきこと」に追われる日々の中で、私たちの心はほとんどの時間「今ここ」にありません。


過去への後悔。

「あのとき、こうすればよかった」

未来への不安。

「これからどうなるんだろう」

心は絶えず、過去と未来を行ったり来たりしています。

その結果、今この瞬間に集中できず、本当にやりたいことさえ見失ってしまう。そんな経験、心当たりはありませんか？

実は、この「心ここにあらず」の状態が知らず知らずのうちに身体を冷やしているのです。心が落ち着かないストレス状態が続くと、自律神経の働きが乱れ、体温調節がうまくいかなくなります。その結果、「ストレス冷え」と呼ばれる現代特有の症状があらわれてしまうのです。

でも、心配はいりません。**解決のカギは、実はとてもシンプル。「今この瞬間」に意識を向けること。つまり、マインドフルネスの実践です。**

14年以上のマインドフルネス実践から言えるのは、「変えられるのは自分と今」だと気づくことが、心の安定につながるということです。そして、このマインドフルネスを手軽に実践できる方法こそが、ブーストブレスなのです。

深い呼吸とともに、意識をお腹に全集中する。たったこれだけで、過去への後悔も未来への不安も自然と手放すことができます。

1日たった20秒。その短い時間でも、「今ここ」に意識を向けるだけで十分です。すると、ストレスが和らぎ、自律神経が整い、身体の内側から自然と温まっていくのを感じられます。

笑顔は体温を上げる最高の薬

「笑っているだけで、なぜか身体が温かくなる気がする」っていう経験はありませんか？

実は、**笑いには体温を上げる驚くべき力が秘められています。**

家族との賑やかな食卓や、親友との楽しいおしゃべり。こうした何気ない笑いの瞬間こそが、最高の健康法なのです。なぜなら、笑顔には私たちの身体を温め、元気にする力が秘められているからです。

古来より「笑いは百薬の長」「一笑一若（一度笑うと、1つ若返る）」と伝えられてきたように、笑顔の力は科学的にも証明されているのをご存じですか？

その秘密は、実は呼吸にあります。大きな笑顔で笑うとき、私たちの身体は自然に深い腹式呼吸を始めます。たっぷりと酸素を取り込み、ゆっくりと吐き出すこの呼吸によって、横隔膜や深層筋が活発に働き、身体の芯から血行が促進されるのです。

その結果、**体温が自然に上がり、免疫力も高まり、全身が活性化されていきます。**つまり、楽しく笑うことこそ、身体が最も喜ぶ健康法なのです。

さらに、笑顔は心も解放します。**落ち込んでいても、笑顔には気持ちを切り替える力があります。**「病は気から」という言葉の通り、心の健康は身体の健康にもつながっているのです。

いつも笑顔の人が若々しく見えるのは、決して偶然ではありません。**表情筋を使うことで見た目だけでなく、身体の内側からも確実に変化が生まれているのです。もし最近、笑顔が少なくなったと感じる方は、まずは意識的に口角を上げることから始めてみませんか？**

それだけで、身体も心も、そして見た目までも若々しさを取り戻すことができるはずです。

たった一言で、心も身体も温まる

あなたは言葉の持つ不思議な力をご存じですか？

「ありがとう」「大好き」「愛している」

これらの温かい言葉には、科学的に裏づけられた驚くべき力が秘められています。特に「愛している」という言葉には、心を温めるだけでなく、顔が赤くなるほど血流を促進させる効果があるのです。

2016年、パナソニック株式会社が興味深い実験を行いました。大寒の日、家族に愛の言葉をかける実験です。結果は驚くべきもので、**言葉を受けた6組の家族の体温が平均0・8度上昇**しました。愛情表現1つで、身体が確実に温まったのです。

一方、冷たい言葉の影響も見逃せません。心ない言葉を投げかけられたときの、胸の締めつけや背筋が凍る感覚。冷たい言葉を発するとき、声が自然と低くなり、相手の心と身体を冷やすのです。

このように、言葉には確かな力があります。私たちは、その力で誰かを、そして自分自身を温めることができるのです。

ただ、「愛している」という言葉は、いきなり口にするのは照れくさいもの。**まずは、身近な「ありがとう」から始めてみませんか。**

でも、ここで少し考えてみましょう。私たちは身近な人ほど、「ありがとう」を言わなくなっていませんか？

当たり前になっている日々の優しさに、感謝の言葉を忘れていませんか？ 日常には、温かな言葉を贈るチャンスがたくさん隠れています。

- 家族が家事を手伝ってくれたときに「ありがとう」を伝える
- 職場で同僚が手助けしてくれたときに「ありがとう」と感謝を示す
- スーパーやお店で店員さんが丁寧に対応してくれたときに「ありがとう」と声をかける
- 友人やパートナーが話を聞いてくれたときに「ありがとう」を伝える
- 道を譲ってくれた人や手助けをしてくれた見知らぬ人に「ありがとう」を伝える

こうした日常の一瞬一瞬が、温かい言葉を贈るかけがえのない機会です。そして、温かい言葉を口にすると、あなた自身の心と身体にも確かな変化が訪れます。それは自分への最高のプレゼントです。

今日から、あなたにできる一言で、体温を感じる言葉を使うことを始めてみましょう。その温かな言葉は、きっとあなたの周りの世界を、より明るく、より温かく変えていくはずです。

おわりに

最後までお読みいただき、ありがとうございました。

本書は、私がフランスに滞在しているときに書き上げたものです。２０２４年8月から最愛の父がＩＣＵで肺炎の治療を受けています。「呼吸できることが当たり前ではない」と気づかされる日々です。


生命を支える「呼吸」に注目したのは、ヨガを始めてからです。ヨガを教え始めて3年が経った頃、今から12年前に、大好きな祖父が寝たきり生活となりました。祖父の見舞いに行くたび、硬くなった表情と動き、少なくなった笑顔に胸が痛み、涙があふれたことを今も忘れられません。この頃から「健康に勝る幸せはない」と強く感じるようになりました。

医療現場でヨガを教えている講師から、

「寝たきり一歩手前のおばあちゃんが、ヨガで歩けるようになった」

「アメリカの病院ではヨガを取り入れる動きが広がっている」

「肺への疾患は呼吸法を使いリハビリできる」

といった話を聞き、私の好奇心は次第に探究心へと変わっていきました。

おわりに

なぜ呼吸法とヨガのポーズには、これほどまでの力があるのか。

なぜ高齢者の身体に、これほど大きな効果をもたらすのか。

その答えを求めて解剖学の視点から探究を始めたのです。40代に入ってからの私には、強い使命感がありました。「誰もが手に入れられる健康長寿」。この言葉を胸に、心と身体を輝かせるプログラムの開発に全力を注ぎました。

そうして生まれたのが「ブーストブレス」です。これまで300名を超える方々とともに、このメソッドを実践してきました。一人一人の変化が、私の確信をより強いものにしてくれたのです。


本書『ブーストブレス』には、長年の研究と実践から得た知識と経験が凝縮されています。「ブースト筋が目覚め、身体の芯から温まり、血流や体温をパワーアップさせることで不調までもスッと溶けていく」、誰もが手に入れられる健康長寿を実現する1冊です。

私たちの身体は、歳を重ねるごとに少しずつ変化していきます。それは自然の流れであり、誰にも避けることはできません。でも、その変化と上手に向き合うことができれば、健やかな日々を送り、健康寿命を延ばすことができると信じています。

父はこれから、「自力で呼吸する」ためのリハビリを始めます。まさしくブースト筋を強くしていくということです。多くの方の健康の糧になることを願いつつも、今、父に一番に読んでほしい本となりました。

最後に、本書が完成するまで、たくさんの方々に温かく支えていただきました。いつも私の挑戦を温かく見守り、支えてくれた主人、いつも頑張る力を与えてくれる娘。ブーストブレスを通じて出会えた方々との、かけがえのない時間も、本書を書く大きな力となりました。また、変わらぬ愛情で見守り続けてくれた両親には、言葉では言い尽くせない感謝の気持ちでいっぱいです。

さらに、本書の出版に多大なサポートをいただいたＧａｋｋｅｎ杉浦博道さん、ブーストブレスの可能性を科学的な視点で検証してくださった柳澤綾子先生に、心より御礼申し上げます。

体温管理士® 朝日奈 杏

Staff

デザイン
木村由香利(986DESIGN)

撮影
久保寺誠

イラスト
内山弘隆

編集協力
山本櫻子

DTP
茂呂田剛(エムアンドケイ)

校正
豊福実和子

ブーストブレス

20秒で体温も血流も上がるスゴい呼吸法

2024年12月31日　第1刷発行

著　者　朝日奈 杏
監　修　柳澤綾子

発行人　川畑 勝
編集人　中村絵理子
編集長　杉浦博道

発行所　株式会社学研Gakken
〒141-8416 東京都品川区西五反田2-11-8
印刷所　三松堂株式会社

○この本に関する各種お問い合わせ先
本の内容については、下記サイトのお問い合わせフォームよりお願いします。
https://www.corp-gakken.co.jp/contact/
在庫については　Tel:03-6431-1250(販売部)
不良品(落丁、乱丁)については　Tel:0570-000577
学研業務センター　〒354-0045 埼玉県入間郡三芳町上富279-1
上記以外のお問い合わせは　Tel:0570-056-710(学研グループ総合案内)

学研グループの書籍・雑誌についての新刊情報・詳細情報は下記をご覧ください。
学研出版サイト https://hon.gakken.jp/